INTRODUCTION

près avoir subi un AVC, l'adoption d'une alimentation aine et équilibrée est essentielle pour favoriser la écupération, réduire les risques de complications et méliorer la santé globale. La diète après un AVC doit tre soigneusement planifiée pour fournir les nutriments écessaires au rétablissement tout en réduisant les facteurs e risque de récidive. Dans cette introduction, nous xplorerons les principes clés d'une alimentation après n AVC, en mettant l'accent sur l'intégration de super-liments, les habitudes alimentaires conscientes et les hoix alimentaires à éviter.

. Les Super-Aliments pour la Récupération Après un AVC

'un des aspects les plus importants de la diète après n AVC est l'intégration de super-aliments, des aliments iches en nutriments bénéfiques pour la santé vasculaire t cérébrale. Les baies, riches en antioxydants, les poissons ras, source d'acides gras oméga-3, les noix et graines, ournissant des graisses saines et les légumes à feuilles ertes foncées, riches en vitamines et minéraux, sont des hoix excellents pour soutenir la récupération.

. Adopter des Habitudes Alimentaires Conscientes

a façon dont nous mangeons est tout aussi importante ue ce que nous mangeons. En adoptant des habitudes limentaires conscientes telles que le contrôle des portions, hydratation adéquate et la réduction de la consommation

de sodium et de sucres ajoutés, nous pouvons favorise
une meilleure santé et réduire les risques de complication
après un AVC.

3. Éviter les Aliments à Risque

Certains aliments, comme ceux riches en gras saturé
en gras trans, en sodium et en sucres ajoutés, peuver
aggraver les facteurs de risque d'AVC et doivent être limité
dans la diète après un AVC. Limiter la consommation d
viandes transformées, de produits laitiers riches en gra
et d'aliments transformés est crucial pour maintenir un
santé vasculaire optimale.

En combinant ces principes, nous pouvons créer un pla
alimentaire après un AVC qui favorise la récupératior
réduit les risques de complications et améliore la qualit
de vie. Dans les sections suivantes de ce livre, nou
explorerons en détail ces principes et fournirons de
conseils pratiques pour mettre en œuvre une alimentatio
saine et équilibrée après un AVC.

CHAPITRE UN

Un accident vasculaire cérébral (AVC) est une condition médicale grave qui survient lorsque la circulation sanguine vers une partie du cerveau est interrompue, souvent en raison d'un blocage ou d'une rupture des vaisseaux sanguins. Cela peut entraîner une détérioration rapide des fonctions cérébrales et peut avoir des conséquences graves sur la santé et la qualité de vie.

Imaginez le cerveau comme le centre de contrôle de votre corps, contrôlant chaque mouvement, chaque pensée, chaque action. Maintenant, imaginez que cette commande soit soudainement interrompue. C'est exactement ce qui se passe lorsqu'un AVC survient. Une partie du cerveau est privée d'oxygène et de nutriments essentiels, ce qui peut entraîner des dommages permanents ou même la mort des cellules cérébrales.

Les Causes d'un AVC

Comprendre les causes d'un AVC est essentiel pour prendre des mesures préventives efficaces et pour adapter son mode de vie. Voici quelques-unes des principales causes d'un AVC :

1. **Athérosclérose :** Cette condition se caractérise par le durcissement et le rétrécissement des artères due à l'accumulation de plaques de cholestérol.

Ces plaques peuvent se détacher et bloquer la circulation sanguine vers le cerveau, provoquant ainsi un AVC.

2. **Hypertension artérielle** : Une pression artérielle élevée peut endommager les parois des vaisseaux sanguins, les rendant plus susceptibles de se rompre ou de former des caillots, entraînant ainsi un AVC.

3. **Fibrillation auriculaire** : Cette condition cardiaque provoque des battements irréguliers du cœur, favorisant la formation de caillots sanguins dans les cavités du cœur. Si un caillot se détache et se déplace vers le cerveau, il peut causer un AVC.

4. **Diabète** : Le diabète peut endommager les vaisseaux sanguins et augmenter le risque de formation de caillots, augmentant ainsi le risque d'AVC.

5. **Tabagisme** : Les substances toxiques présentes dans la fumée de cigarette endommagent les vaisseaux sanguins et augmentent le risque de formation de caillots.

6. **Hypercholestérolémie** : Un taux élevé de cholestérol dans le sang peut contribuer à l'accumulation de plaques dans les artères, augmentant ainsi le risque d'AVC.

7. **Obésité** : L'excès de poids peut augmenter la pression artérielle, favoriser le diabète et augmenter le risque d'AVC.

8. **Sédentarité** : Le manque d'activité physique peut contribuer à l'obésité, à l'hypertension artérielle et à d'autres facteurs de risque d'AVC.

Les Types d'AVC

L'AVC peut se manifester de différentes manières, chacune ayant ses propres caractéristiques et implications pour la santé. Voici les principaux types d'AVC :

1. **AVC Ischémique** : L'AVC ischémique est le type le plus courant, représentant environ 85 % de tous les cas d'AVC. Il survient lorsque un caillot de sang bloque ou réduit significativement le flux sanguin vers une partie du cerveau, privant ainsi les cellules cérébrales d'oxygène et de nutriments. Les sous-types d'AVC ischémique incluent l'AVC embolique, causé par un caillot sanguin qui se forme ailleurs dans le corps et se déplace vers le cerveau, et l'AVC thrombotique, causé par un caillot sanguin qui se forme dans une artère cérébrale.

2. **AVC Hémorragique** : L'AVC hémorragique se produit lorsque un vaisseau sanguin dans le cerveau se rompt et provoque une hémorragie à l'intérieur du cerveau ou à sa surface. Cela entraîne une accumulation de sang qui comprime les tissus cérébraux, perturbant ainsi les fonctions cérébrales. Les sous-types d'AVC hémorragique incluent l'AVC intracérébral, où l'hémorragie se produit dans le cerveau lui-même, et l'AVC sous-arachnoïdien, où l'hémorragie se produit entre les membranes qui recouvrent le cerveau.

3. **AVC Transitoire (AIT)** : Aussi connu sous le nom d'accident ischémique transitoire, l'AIT se produit lorsqu'un caillot sanguin bloque temporairement le flux sanguin vers une partie du cerveau.

Les symptômes de l'AIT sont temporaires et disparaissent généralement en quelques minutes à quelques heures. Bien que les symptômes disparaissent, il est important de ne pas négliger un AIT car cela peut être un signe précurseur d'un AVC plus grave.

Les Facteurs de Risque d'un AVC

Comprendre les facteurs de risque d'un AVC est essentiel pour prendre des mesures préventives et réduire les chances de développer cette condition potentiellement dévastatrice. Voici les principaux facteurs de risque à prendre en compte :

1. **Hypertension Artérielle** : Une pression artérielle élevée est l'un des principaux facteurs de risque d'AVC. Des niveaux élevés de pression sur les parois des vaisseaux sanguins peuvent les endommager, augmentant ainsi le risque de formation de caillots ou de rupture des vaisseaux.

2. **Diabète** : Les personnes atteintes de diabète sont plus susceptibles de développer des maladies cardiovasculaires, y compris les AVC. Le diabète peut endommager les vaisseaux sanguins et augmenter la formation de caillots.

3. **Hypercholestérolémie** : Des niveaux élevés de cholestérol dans le sang peuvent entraîner le dépôt de plaques de cholestérol sur les parois des artères, augmentant ainsi le risque de blocage des vaisseaux sanguins et d'AVC.

4. **Tabagisme** : Le tabagisme est un facteur de risque majeur d'AVC. Les produits chimiques toxiques présents dans la fumée de cigarette endommagent les parois des vaisseaux sanguins et augmentent

la formation de caillots.

5. **Obésité et Surpoids** : L'excès de poids peut augmenter la pression artérielle, provoquer un déséquilibre des lipides dans le sang et augmenter le risque de développer un diabète, tous des facteurs de risque d'AVC.

6. **Sédentarité** : Le manque d'activité physique régulière est associé à un risque accru d'AVC. L'exercice régulier peut aider à contrôler la pression artérielle, à maintenir un poids santé et à réduire le risque de diabète.

7. **Antécédents Familiaux** : Les antécédents familiaux d'AVC ou de maladies cardiovasculaires peuvent augmenter votre propre risque de développer un AVC.

8. **Âge** : Le risque d'AVC augmente avec l'âge, en particulier après 55 ans. Cependant, les AVC peuvent également survenir chez les jeunes adultes et même chez les enfants.

9. **Fibrillation Auriculaire** : Cette condition cardiaque, caractérisée par des battements irréguliers du cœur, peut favoriser la formation de caillots sanguins qui peuvent se déplacer vers le cerveau et causer un AVC.

10. **Excès de Consommation d'Alcool** : La consommation excessive d'alcool peut augmenter la pression artérielle et le taux de cholestérol, ce qui augmente le risque d'AVC.

Le Rôle de l'Alimentation dans la Prévention et la

Récupération après un AVC

L'alimentation joue un rôle crucial dans la prévention de AVC ainsi que dans la récupération après un AVC. Adopte une alimentation saine et équilibrée peut aider à réduir les facteurs de risque d'AVC et à favoriser une meilleur santé vasculaire. Voici quelques éléments clés à prendre e compte :

1. **Contrôle de la Pression Artérielle** : Un alimentation riche en fruits, légumes, grain entiers et sources de protéines maigres peu aider à réduire la pression artérielle. Limitez l consommation de sel, d'aliments transformés e de gras saturés, qui peuvent contribuer à un hypertension artérielle.

2. **Gestion du Cholestérol** : Les aliments riche en fibres, tels que les légumes, les fruits, le légumineuses et les céréales complètes, peuven aider à réduire le taux de cholestérol LD (mauvais cholestérol) dans le sang. Limitez l consommation d'aliments riches en gras saturé et en cholestérol, comme les viandes grasses et le produits laitiers riches en matières grasses.

3. **Contrôle du Poids** : Une alimentation équilibré et une gestion des portions peuvent aider maintenir un poids santé, ce qui réduit le risqu d'obésité et de diabète, deux facteurs de risqu majeurs d'AVC.

4. **Réduction de l'Inflammation** : Les aliment riches en antioxydants, tels que les fruit et légumes colorés, les noix, les graines e les poissons gras, peuvent aider à réduir l'inflammation dans le corps, ce qui est bénéfiqu

pour la santé cardiovasculaire.

5. **Prévention des Caillots** : Les aliments riches en acides gras oméga-3, comme les poissons gras (saumon, maquereau, sardines), les noix et les graines de lin, peuvent aider à réduire la formation de caillots sanguins et à maintenir une circulation sanguine saine.

6. **Hydratation Adequate** : Boire suffisamment d'eau est essentiel pour maintenir une circulation sanguine adéquate et aider à prévenir la formation de caillots.

7. **Maintien d'un Équilibre Nutritionnel** : Assurez-vous d'obtenir une variété d'aliments nutritifs dans votre alimentation, y compris des protéines maigres, des glucides complexes, des graisses saines, des vitamines et des minéraux essentiels.

Pour ceux qui se remettent d'un AVC, une alimentation adaptée peut également jouer un rôle crucial dans le processus de récupération. Les besoins nutritionnels peuvent varier en fonction des déficiences spécifiques causées par l'AVC, mais voici quelques conseils généraux :

- **Consistance des Aliments** : Pour ceux ayant des difficultés à mâcher ou à avaler, des aliments plus mous ou liquides peuvent être nécessaires.

- **Équilibre des Nutriments** : Assurez-vous d'obtenir suffisamment de protéines, de vitamines et de minéraux pour soutenir la guérison et la fonction cérébrale.

- **Hydratation** : Maintenir une bonne hydratation est crucial pour la santé générale et peut aider à prévenir les complications.

- **Supplémentation si Nécessaire** : Dans certains

cas, des suppléments nutritionnels peuvent être recommandés pour combler les lacunes nutritionnelles.

L'Importance des Aliments Nutritifs

Dans la prévention des AVC et dans le processus de récupération après un AVC, l'importance des aliments riches en nutriments ne peut être surestimée. Ces aliments fournissent les éléments essentiels dont le corps a besoin pour fonctionner correctement, favorisant ainsi une meilleure santé vasculaire et une récupération optimale. Voici pourquoi les aliments nutritifs sont si importants :

1. **Fourniture d'Énergie** : Les aliments riches en glucides complexes, tels que les grains entiers, les fruits et les légumes, fournissent une source d'énergie durable pour le corps et le cerveau. Cette énergie est essentielle pour maintenir les fonctions cérébrales et physiques, ainsi que pour soutenir les activités quotidiennes.

2. **Apport en Protéines** : Les protéines sont les éléments constitutifs des tissus corporels, y compris les muscles, la peau et les organes. Un apport adéquat en protéines est crucial pour la récupération après un AVC, en favorisant la réparation des tissus endommagés et en soutenant la croissance musculaire.

3. **Fourniture de Nutriments Essentiels** : Les aliments riches en vitamines et minéraux, tels que les fruits, les légumes, les légumineuses et les noix, fournissent une large gamme de nutriments essentiels pour la santé. Ces nutriments jouent

un rôle vital dans de nombreuses fonctions corporelles, y compris la santé cardiovasculaire, le système immunitaire et la fonction cérébrale.

4. **Protection contre les Maladies :** Une alimentation riche en nutriments peut aider à réduire le risque de nombreuses maladies chroniques, y compris les maladies cardiovasculaires, le diabète et certains types de cancer. En protégeant contre ces maladies, vous pouvez également réduire le risque d'AVC.

5. **Réduction de l'Inflammation :** Certains aliments, comme les fruits, les légumes et les poissons gras, ont des propriétés anti-inflammatoires qui aident à réduire l'inflammation dans le corps. Une inflammation chronique est associée à un risque accru d'AVC, donc la réduction de cette inflammation peut aider à protéger votre santé vasculaire.

6. **Soutien de la Santé Cérébrale :** Certains nutriments, tels que les acides gras oméga-3 trouvés dans les poissons gras et les noix, sont particulièrement bénéfiques pour la santé cérébrale. Ils peuvent aider à améliorer la fonction cognitive et à réduire le risque de déclin mental lié à l'âge.

7. **Satiété et Contrôle du Poids :** Les aliments riches en fibres, protéines et graisses saines aident à maintenir la satiété, ce qui peut contribuer à un contrôle plus efficace de l'appétit et du poids.

Les Aliments à Éviter

Dans la prévention des AVC et dans le cadre d'une alimentation saine pour favoriser la récupération après un AVC, il est important de limiter ou d'éviter certains aliments qui peuvent augmenter les facteurs de risque ou aggraver les symptômes. Voici une liste des aliments à éviter :

1. **Aliments Riches en Gras Saturés** : Les graisses saturées, présentes dans les aliments d'origine animale comme la viande grasse, le beurre, le fromage, ainsi que dans les aliments transformés comme les snacks et les pâtisseries, peuvent augmenter le taux de cholestérol LDL (« mauvais cholestérol ») dans le sang, augmentant ainsi le risque d'AVC.

2. **Aliments Riches en Gras Trans** : Les gras trans, souvent présents dans les aliments frits, les aliments transformés, les margarines et les produits de boulangerie, sont associés à une augmentation du risque d'AVC et de maladies cardiovasculaires.

3. **Aliments Riches en Sodium** : Les aliments riches en sodium, comme les aliments transformés, les plats préparés, les soupes en conserve, les sauces et les collations salées, peuvent augmenter la pression artérielle, ce qui augmente le risque d'AVC. Limitez votre consommation de sodium et privilégiez les aliments frais et non transformés.

4. **Aliments Riches en Sucres Ajoutés** : Les aliments riches en sucres ajoutés, comme les boissons sucrées, les friandises, les desserts et les céréales sucrées, peuvent contribuer à l'obésité, au diabète et à d'autres facteurs de risque d'AVC.

5. **Viandes Transformées** : Les viandes transformées, telles que les saucisses, le bacon, le jambon et les charcuteries, sont riches en gras saturés, en sodium et en additifs nocifs, ce qui en fait des choix peu sains pour la santé vasculaire.

6. **Alcool en Excès** : La consommation excessive d'alcool peut augmenter la pression artérielle, le taux de cholestérol, et contribuer à l'obésité, augmentant ainsi le risque d'AVC. Limitez votre consommation d'alcool et adoptez une consommation responsable.

7. **Caféine en Excès** : La caféine peut augmenter la pression artérielle chez certaines personnes, ce qui peut augmenter le risque d'AVC. Limitez votre consommation de caféine, surtout si vous êtes sensible à ses effets sur la pression artérielle.

8. **Produits Laitiers Riches en Graisses** : Les produits laitiers riches en graisses, comme les fromages gras et les crèmes glacées, sont riches en graisses saturées, ce qui peut augmenter le taux de cholestérol et le risque d'AVC.

Adopter une Alimentation à Base d'Aliments Complets

Les aliments complets sont riches en nutriments essentiels, en fibres et en antioxydants, ce qui en fait les choix sains pour la prévention des AVC et pour la récupération après un AVC. Voici trois catégories d'aliments complets à intégrer dans votre alimentation :

1. **Fruits et Légumes** : Les fruits et légumes sont des sources abondantes de vitamines, minéraux

et antioxydants qui favorisent la santé vasculair Ils sont riches en fibres, ce qui aide à régule la glycémie, à réduire le cholestérol et maintenir un poids santé. Les couleurs vives de fruits et légumes indiquent souvent la présenc d'antioxydants puissants. Ajoutez une variété d fruits et légumes à chaque repas pour maximise les bienfaits pour la santé. Des options comm les baies, les agrumes, les épinards, les carotte les tomates et les brocolis sont particulièreme bénéfiques.

2. **Céréales Entières** : Les céréales entières son riches en fibres, en vitamines et en minérau essentiels, contrairement aux céréales raffinée qui ont perdu une grande partie de leur nutriments. Les options de grains entier comprennent le quinoa, l'avoine, le riz brur le millet, l'orge et le blé entier. Ces céréale sont bénéfiques pour la santé cardiovasculair car elles aident à réduire le risque de maladie cardiovasculaires et à maintenir un poids santé.

3. **Protéines Maigres** : Les protéines maigres son essentielles pour la réparation et la croissance de tissus, ainsi que pour la santé musculaire. Opte pour des sources de protéines maigres comme l poulet sans peau, la dinde, le poisson, les œufs les légumineuses (comme les haricots, les poi chiches et les lentilles) et les produits laitier faibles en gras. Les protéines maigres aident maintenir la satiété, à réguler la glycémie et réduire le risque de maladies cardiovasculaires.

Adopter des Habitudes Alimentaires Conscientes

La façon dont nous mangeons est aussi importante que ce que nous mangeons. Adopter des habitudes alimentaires conscientes peut contribuer à une meilleure santé et à une réduction du risque d'AVC. Voici trois habitudes alimentaires à adopter :

1. **Contrôle des Portions** : Surveiller les portions peut aider à maintenir un poids santé et à réduire le risque de suralimentation. Utilisez des assiettes plus petites, évitez de vous resservir et prenez le temps de savourer chaque bouchée. Apprenez à reconnaître les signaux de satiété de votre corps et arrêtez de manger lorsque vous vous sentez satisfait, même s'il reste de la nourriture dans votre assiette.

2. **Hydratation** : Boire suffisamment d'eau est essentiel pour une bonne santé vasculaire. L'eau aide à maintenir une circulation sanguine adéquate, à réguler la température corporelle et à éliminer les toxines du corps. Assurez-vous de boire au moins 8 verres d'eau par jour, et ajustez votre consommation en fonction de votre niveau d'activité et des conditions climatiques.

3. **Limite du Sodium et des Sucres Ajoutés** : La réduction de la consommation de sodium et de sucres ajoutés peut aider à réduire le risque d'hypertension artérielle, de diabète et de maladies cardiovasculaires. Évitez les aliments transformés et les plats préparés riches en sodium, et privilégiez les aliments

frais et non transformés. Réduisez également la consommation de boissons sucrées, de desserts et de collations riches en sucres ajoutés. Optez pour des alternatives plus saines comme les fruits frais pour satisfaire votre envie de sucré.

Intégrer des Super-Aliments pour la Récupération après un AVC

Les super-aliments sont des aliments qui regorgent de nutriments bénéfiques pour la santé. Lorsqu'ils sont incorporés dans l'alimentation, ils peuvent favoriser la récupération après un AVC. Voici quatre super-aliments à inclure dans votre régime alimentaire :

1. **Baies :** Les baies, comme les fraises, les myrtilles, les framboises et les mûres, sont riches en antioxydants puissants, tels que les flavonoïdes, qui peuvent aider à réduire l'inflammation et à protéger les cellules du cerveau. Les baies sont également riches en fibres, ce qui favorise une digestion saine et peut aider à réduire le risque de maladies cardiovasculaires. Ajoutez des baies à vos céréales, yaourts, smoothies ou mangez-les simplement comme une collation saine.

2. **Poissons Gras :** Les poissons gras, comme le saumon, le maquereau, le hareng et les sardines, sont riches en acides gras oméga-3, des graisses saines pour le cœur et le cerveau. Les acides gras oméga-3 ont des propriétés anti-inflammatoires et peuvent aider à réduire le risque de maladies cardiovasculaires et d'AVC. Essayez de consommer du poisson gras au moins deux fois par semaine pour bénéficier de ses bienfaits pour la santé.

3. **Noix et Graines :** Les noix, comme les amandes,

les noix de cajou, les noisettes et les graines de chia, sont riches en graisses saines, en protéines, en fibres et en antioxydants. Elles peuvent aider à réduire l'inflammation, à améliorer la santé du cœur et à soutenir la fonction cérébrale. Les graines de lin, de chia et de citrouille sont particulièrement riches en acides gras oméga-3. Ajoutez des noix et des graines à vos salades, yaourts, céréales ou mangez-les comme une collation nutritive.

4. **Légumes à Feuilles Vertes Foncées** : Les légumes à feuilles vertes foncées, comme les épinards, le chou frisé, la roquette et la bette à carde, sont riches en vitamines, minéraux, antioxydants et en nitrates. Ces nutriments peuvent aider à réduire le risque d'AVC, à améliorer la santé vasculaire et à soutenir la fonction cérébrale. Essayez d'incorporer des légumes à feuilles vertes dans vos repas quotidiens, que ce soit dans les salades, les sautés, les smoothies ou les omelettes.

CHAPITRE DEUX

Salsa de Mangue avec Poulet Grillé

Temps de préparation: 15 minutes Temps de cuisson: 12 minutes Nombre de portions: 4

Ingrédients:

Pour la salsa de mangue:

• 2 mangues mûres, pelées, dénoyautées et coupées en dés

• 1 poivron rouge, coupé en petits dés

• 1 petit oignon rouge, finement haché

• 1 petit piment jalapeño, épépiné et finement haché

• Jus de 2 citrons verts

• 2 cuillères à soupe de coriandre fraîche, hachée

• Sel et poivre noir moulu, au goût

Pour le poulet grillé:

• 4 filets de poulet

• 2 cuillères à soupe d'huile d'olive

• 1 cuillère à café de paprika

• 1/2 cuillère à café de cumin en poudre

• Sel et poivre noir moulu, au goût

Instructions:

Pour préparer la salsa de mangue, dans un bol moyen, mélangez les dés de mangue, les dés de poivron rouge, oignon rouge haché, le piment jalapeño haché, le jus de citron vert et la coriandre fraîche. Assaisonnez avec du sel et du poivre noir moulu selon votre goût. Réfrigérez la salsa jusqu'au moment de servir.

Pour préparer le poulet grillé, préchauffez votre gril à feu moyen-élevé.

Dans un bol, mélangez l'huile d'olive, le paprika, le cumin en poudre, du sel et du poivre noir moulu. Badigeonnez les filets de poulet avec ce mélange d'assaisonnement.

Disposez les filets de poulet assaisonnés sur le gril préchauffé. Faites-les cuire pendant environ 5 à 6 minutes de chaque côté, ou jusqu'à ce qu'ils soient bien cuits et qu'ils aient des marques de grillades.

Une fois cuits, retirez les filets de poulet du gril et laissez-les reposer pendant quelques minutes avant de les trancher.

Pour servir, répartissez la salsa de mangue sur les filets de poulet grillé tranchés.

Servez immédiatement le poulet grillé avec la salsa de mangue en accompagnement. Vous pouvez également accompagner ce plat de riz ou de légumes grillés pour un repas complet et délicieux.

Salade d'Épinards et de Fraises avec Vinaigrette Balsamique

Temps de préparation: 10 minutes Nombre de portions: 4

Ingrédients:

Pour la salade:

6 tasses (environ 180 g) de jeunes pousses d'épinards

2 tasses (environ 300 g) de fraises fraîches, tranchées

- 1/4 tasse (environ 30 g) d'amandes effilées, grillées
- 1/4 tasse (environ 30 g) de fromage de chèvre émietté

Pour la vinaigrette balsamique:

- 1/4 tasse (60 ml) de vinaigre balsamique
- 2 cuillères à soupe d'huile d'olive extra vierge
- 1 cuillère à soupe de miel
- 1 cuillère à café de moutarde de Dijon
- Sel et poivre noir moulu, au goût

Instructions:

1. Dans un grand bol, mélangez les jeunes pousse d'épinards, les tranches de fraises et les amandes effilée grillées.

2. Dans un petit bol, préparez la vinaigrette balsamiqu en mélangeant le vinaigre balsamique, l'huile d'olive extr vierge, le miel, la moutarde de Dijon, du sel et du poivr noir moulu. Fouettez jusqu'à ce que la vinaigrette soit bie émulsionnée.

3. Versez la vinaigrette balsamique sur la salade d'épinard et de fraises.

4. Saupoudrez la salade de fromage de chèvre émietté.

5. Remuez légèrement pour bien enrober tous le ingrédients de la vinaigrette.

6. Servez immédiatement cette salade d'épinards et d fraises avec vinaigrette balsamique en accompagnemen d'un plat principal ou en entrée pour un repas léger e savoureux.

Rouleaux de Printemps aux Légumes
avec Sauce aux Arachides

Temps de préparation: 30 minutes Temps de cuisson: 10 minutes Nombre de portions: 4 (environ 8 rouleaux)

Ingrédients:

Pour les rouleaux de printemps:

- 8 feuilles de papier de riz

- 2 carottes, coupées en julienne

- 1 concombre, coupé en julienne

- 1 poivron rouge, coupé en lanières

- 1 avocat, tranché finement

- 1 tasse (environ 30 g) de vermicelles de riz, cuits selon les instructions sur l'emballage

- Feuilles de laitue

- Feuilles de menthe fraîche

- Feuilles de coriandre fraîche

Pour la sauce aux arachides:

- 1/4 tasse (60 ml) de beurre d'arachide crémeux

- 2 cuillères à soupe de sauce soja

- 1 cuillère à soupe de vinaigre de riz

- 1 cuillère à soupe de miel

- 1 cuillère à café de sauce sriracha (ou plus selon les préférences)

- Eau tiède, pour diluer la sauce (si nécessaire)

Instructions:

1. Préparez tous les légumes et les herbes nécessaires pour les rouleaux de printemps.

2. Trempez une feuille de papier de riz dans de l'eau tiède

pendant quelques secondes jusqu'à ce qu'elle soit ramollie
Placez-la ensuite sur une surface propre et plane.

3. Au centre de la feuille de papier de riz ramollie, disposez
une feuille de laitue, quelques brins de vermicelles de riz
cuits, des lanières de carottes, de concombre et de poivron
rouge, une tranche d'avocat et quelques feuilles de menthe
et de coriandre fraîches.

4. Repliez les côtés de la feuille de papier de riz vers le
centre, puis roulez-la fermement pour former un rouleau.
Répétez le processus avec le reste des ingrédients pour
préparer tous les rouleaux de printemps.

5. Pour préparer la sauce aux arachides, dans un petit bol,
mélangez le beurre d'arachide crémeux, la sauce soja, le
vinaigre de riz, le miel et la sauce sriracha jusqu'à obtenir
une consistance lisse. Si la sauce est trop épaisse, vous
pouvez la diluer avec un peu d'eau tiède.

6. Servez les rouleaux de printemps avec la sauce aux
arachides pour tremper.

7. Dégustez ces délicieux rouleaux de printemps aux
légumes avec sauce aux arachides comme entrée ou
comme plat principal léger et sain.

Salade de Courgettes Grillées et de Maïs

Temps de préparation: 15 minutes Temps de cuisson: 10
minutes Nombre de portions: 4

Ingrédients:

• 2 courgettes moyennes, coupées en rondelles

• 2 épis de maïs

• 2 cuillères à soupe d'huile d'olive

• Sel et poivre noir moulu, au goût

1 poivron rouge, coupé en dés

1 petit oignon rouge, haché finement

2 cuillères à soupe de vinaigre balsamique

1 cuillère à soupe de miel

1/4 tasse (environ 30 g) de fromage de chèvre émietté (facultatif)

Feuilles de basilic frais, hachées (pour garnir)

Instructions:

1. Préchauffez votre gril à feu moyen-élevé.

2. Badigeonnez les rondelles de courgettes et les épis de maïs avec de l'huile d'olive. Assaisonnez-les avec du sel et du poivre noir moulu.

3. Placez les rondelles de courgettes et les épis de maïs sur le gril préchauffé. Faites-les griller pendant environ 4 à 5 minutes de chaque côté, ou jusqu'à ce qu'ils soient tendres et légèrement dorés. Retirez-les du gril et laissez-les refroidir légèrement.

4. Retirez les grains de maïs des épis à l'aide d'un couteau.

5. Dans un grand bol, mélangez les rondelles de courgettes grillées, les grains de maïs grillés, les dés de poivron rouge et l'oignon rouge haché.

6. Dans un petit bol, préparez la vinaigrette en mélangeant le vinaigre balsamique et le miel. Versez la vinaigrette sur la salade de courgettes et de maïs et mélangez délicatement pour bien enrober tous les ingrédients.

7. Si désiré, garnissez la salade de fromage de chèvre émietté.

8. Saupoudrez de feuilles de basilic frais hachées juste

avant de servir.

9. Servez cette savoureuse salade de courgettes grillées et de maïs en accompagnement d'un barbecue ou comme plat principal léger pour un repas estival délicieux.

Bol de smoothie aux baies mélangées

Temps de préparation: 5 minutes Nombre de portions: 2

Ingrédients:

• 2 bananes, congelées et coupées en morceaux

• 1 tasse (150 g) de baies mélangées (fraises, bleuets, framboises)

• 1/2 tasse (120 ml) de lait d'amande (ou tout autre lait végétal)

• 1 cuillère à soupe de miel (facultatif, selon la douceur désirée)

• 2 cuillères à soupe de granola

• 1 cuillère à soupe de noix de coco râpée (facultatif, pour garnir)

• 1 cuillère à soupe de graines de chia (facultatif, pour garnir)

• Baies fraîches supplémentaires (pour garnir)

Instructions:

1. Dans un blender, ajoutez les morceaux de banane congelée, les baies mélangées et le lait d'amande.

2. Mélangez jusqu'à obtenir une consistance lisse et crémeuse. Si nécessaire, ajoutez un peu plus de lait d'amande pour ajuster la consistance.

3. Goûtez le mélange et ajoutez du miel si vous souhaitez plus de douceur.

Versez le smoothie dans des bols de service.

Garnissez les bols de smoothie avec du granola, de la noix de coco râpée, des graines de chia et des baies fraîches supplémentaires.

Servez immédiatement et dégustez ce bol de smoothie aux baies mélangées frais et nutritif.

Salade de fruits arc-en-ciel avec vinaigrette au miel et à la lime

Temps de préparation: 15 minutes Nombre de portions: 4

Ingrédients:

Pour la salade de fruits:

1 tasse (150 g) de fraises, tranchées

1 tasse (150 g) de mandarines, égouttées

1 tasse (150 g) d'ananas, coupé en morceaux

1 tasse (150 g) de kiwis, pelés et coupés en dés

1 tasse (150 g) de raisins rouges, coupés en deux

1 tasse (150 g) de myrtilles

1 tasse (150 g) de mangue, coupée en dés

1 tasse (150 g) de framboises

Pour la vinaigrette au miel et à la lime:

Jus de 2 limes

Zeste râpé d'1 lime

2 cuillères à soupe de miel

1 cuillère à soupe d'huile d'olive

Instructions:

1. Dans un grand bol, mélangez tous les fruits préparés pour la salade de fruits.

2. Dans un petit bol, mélangez le jus de lime, le zeste d
lime, le miel et l'huile d'olive pour préparer la vinaigrette a
miel et à la lime.

3. Versez la vinaigrette sur les fruits dans le grand bol e
mélangez délicatement pour bien enrober les fruits de l
vinaigrette.

4. Transférez la salade de fruits dans un plat de service o
répartissez-la dans des bols individuels.

5. Servez immédiatement cette salade de fruits arc-en-ci
avec la vinaigrette au miel et à la lime pour un desse
rafraîchissant et coloré.

Ratatouille (Ragoût de Légumes à la Française)

Temps de préparation: 20 minutes Temps de cuisson: 4
minutes Nombre de portions: 6

Ingrédients:

• 2 aubergines, coupées en cubes

• 2 courgettes, coupées en cubes

• 1 poivron rouge, coupé en dés

• 1 poivron vert, coupé en dés

• 1 oignon, haché

• 2 gousses d'ail, émincées

• 4 tomates, coupées en dés

• 2 cuillères à soupe de concentré de tomate

• 2 cuillères à soupe d'huile d'olive

• 1 cuillère à café d'origan séché

• 1 cuillère à café de thym séché

• Sel et poivre noir moulu, au goût

Feuilles de basilic frais, hachées (pour garnir)

Instructions:

1. Dans une grande casserole ou une cocotte, chauffez l'huile d'olive à feu moyen. Ajoutez l'oignon haché et l'ail émincé, et faites-les revenir jusqu'à ce qu'ils soient translucides et parfumés.

2. Ajoutez les dés de poivrons et faites-les revenir pendant quelques minutes jusqu'à ce qu'ils commencent à ramollir.

3. Incorporer les cubes d'aubergine et de courgette dans la casserole. Faites-les revenir avec les poivrons, l'oignon et l'ail pendant environ 5 minutes.

4. Ajoutez les dés de tomates et le concentré de tomate dans la casserole. Assaisonnez avec l'origan séché, le thym séché, du sel et du poivre noir moulu selon votre goût. Remuez pour bien mélanger tous les ingrédients.

5. Réduisez le feu à doux et laissez mijoter la ratatouille pendant environ 30 minutes, en remuant de temps en temps, jusqu'à ce que tous les légumes soient tendres et que les saveurs se mélangent.

6. Une fois cuite, ajustez l'assaisonnement selon votre goût.

7. Retirez la ratatouille du feu et transférez-la dans un plat de service.

8. Garnissez la ratatouille de feuilles de basilic frais hachées avant de servir.

9. Servez la ratatouille chaude en accompagnement de pain croquant ou en plat principal pour un repas savoureux et réconfortant.

Poivrons farcis au quinoa et aux haricots noirs
Temps de préparation: 20 minutes Temps de cuisson: 40 minutes Nombre de portions: 4

Ingrédients:

• 4 gros poivrons (de différentes couleurs si possible)

• 1 tasse (180 g) de quinoa, rincé

• 1 boîte (400 g) de haricots noirs, rincés et égouttés

• 1 oignon, haché

• 2 gousses d'ail, émincées

• 1 boîte (400 g) de tomates en dés

• 1 cuillère à café de cumin en poudre

• 1 cuillère à café de paprika

• Sel et poivre noir moulu, au goût

• 1 tasse (100 g) de fromage râpé (cheddar, mozzarella, ou votre préféré)

• Coriandre fraîche, hachée (pour garnir)

Instructions:

1. Préchauffez votre four à 180°C (350°F).

2. Coupez le haut des poivrons et retirez les graines et les membranes. Réservez les sommets des poivrons pour la garniture.

3. Dans une casserole, faites cuire le quinoa selon les instructions sur l'emballage.

4. Pendant ce temps, dans une grande poêle, chauffez un peu d'huile d'olive à feu moyen. Ajoutez l'oignon haché et faites-le revenir jusqu'à ce qu'il soit translucide. Ajoutez ensuite l'ail émincé et faites-le revenir pendant 1 minute de plus.

5. Ajoutez les haricots noirs égouttés, les tomates en dés, le cumin en poudre, le paprika, du sel et du poivre noir moulu

dans la poêle avec l'oignon et l'ail. Laissez mijoter pendant environ 5 minutes, en remuant de temps en temps, pour que les saveurs se mélangent.

5. Une fois le quinoa cuit, ajoutez-le à la poêle avec le mélange de haricots noirs et de tomates. Mélangez bien.

7. Remplissez chaque poivron évidé avec le mélange de quinoa et de haricots noirs. Disposez-les dans un plat de cuisson allant au four.

8. Garnissez les poivrons farcis de fromage râpé.

9. Replacez les sommets des poivrons sur les poivrons farcis pour les refermer.

10. Couvrez le plat de cuisson avec du papier aluminium et faites cuire au four préchauffé pendant environ 30 minutes.

11. Retirez le papier aluminium et poursuivez la cuisson pendant 10 minutes supplémentaires, ou jusqu'à ce que les poivrons soient tendres et que le fromage soit fondu et doré.

12. Garnissez les poivrons farcis de coriandre fraîche hachée avant de servir.

13. Servez les poivrons farcis chauds en accompagnement d'une salade verte pour un repas équilibré et délicieux.

Salade d'Avocat et de Tomate

Temps de préparation: 10 minutes Nombre de portions: 2

Ingrédients:

- 2 avocats mûrs, coupés en dés

- 2 tomates mûres, coupées en dés

- 1/4 oignon rouge, finement tranché

- 1 cuillère à soupe de coriandre fraîche, hachée

- 1 cuillère à soupe de jus de citron

- 1 cuillère à soupe d'huile d'olive extra vierge

- Sel et poivre noir moulu, au goût

Instructions:

1. Dans un grand bol, mélangez les dés d'avocat, les dés de tomate, les tranches d'oignon rouge et la coriandre hachée.

2. Arrosez la salade d'avocat et de tomate avec le jus de citron et l'huile d'olive extra vierge.

3. Assaisonnez avec du sel et du poivre noir moulu selon votre goût.

4. Délicatement, mélangez tous les ingrédients jusqu'à ce qu'ils soient bien enrobés de la vinaigrette.

5. Servez la salade d'avocat et de tomate immédiatement en accompagnement de plats principaux ou en entrée pour un repas léger et rafraîchissant.

Soupe de Brocoli et de Chou-Fleur

Temps de préparation: 10 minutes Temps de cuisson: 25 minutes Nombre de portions: 4

Ingrédients:

- 2 cuillères à soupe d'huile d'olive

- 1 oignon, haché

- 2 gousses d'ail, émincées

- 1 tête de brocoli, coupée en petits bouquets

- 1 petite tête de chou-fleur, coupée en petits bouquets

- 4 tasses (environ 1 litre) de bouillon de légumes

- Sel et poivre noir moulu, au goût

- 1/2 tasse (120 ml) de crème épaisse (optionnel, pour une

ersion crémeuse)

Fromage râpé, pour garnir (optionnel)

Persil frais, haché, pour garnir (optionnel)

Instructions:

Dans une grande casserole, chauffez l'huile d'olive à feu moyen. Ajoutez l'oignon haché et l'ail émincé, et faites-les revenir jusqu'à ce qu'ils soient translucides et parfumés.

Ajoutez les bouquets de brocoli et de chou-fleur dans la casserole. Faites-les revenir avec l'oignon et l'ail pendant quelques minutes.

Versez le bouillon de légumes dans la casserole. Assaisonnez avec du sel et du poivre noir moulu selon votre goût. Portez le mélange à ébullition, puis réduisez le feu et laissez mijoter pendant environ 15-20 minutes, ou jusqu'à ce que les légumes soient tendres.

Une fois les légumes cuits, utilisez un mixeur plongeant pour réduire le mélange en une soupe lisse. Si vous préférez une soupe avec des morceaux, vous pouvez en réserver quelques-uns avant de mixer.

Si vous souhaitez une version crémeuse, ajoutez la crème épaisse à la soupe et mélangez bien.

Goûtez et ajustez l'assaisonnement si nécessaire.

Servez la soupe de brocoli et de chou-fleur chaude. Si désiré, garnissez de fromage râpé et de persil frais haché avant de servir.

Accompagnez la soupe de croûtons de pain ou de pain grillé pour un repas complet et réconfortant.

CHAPITRE TROIS

Recettes Faibles En Sodium

Poêlée de légumes avec tofu

Temps de préparation: 15 minutes Temps de cuisson: 1 minutes Nombre de portions: 4

Ingrédients:

- 350 g de tofu ferme, coupé en cubes

- 2 cuillères à soupe d'huile d'olive

- 2 gousses d'ail, émincées

- 1 oignon, coupé en dés

- 2 carottes, coupées en fines lamelles

- 1 poivron rouge, coupé en lanières

- 1 poivron vert, coupé en lanières

- 200 g de champignons, tranchés

- 1 courgette, coupée en dés

- 2 cuillères à soupe de sauce soja

- 1 cuillère à soupe de sauce hoisin

- 1 cuillère à café de gingembre frais râpé

- 2 cuillères à soupe d'eau

- Sel et poivre noir moulu, au goût

- 2 cuillères à soupe de graines de sésame (facultatif, pour garnir)

2 oignons verts, tranchés (facultatif, pour garnir)

nstructions:

1. Faites chauffer 1 cuillère à soupe d'huile d'olive dans une grande poêle ou un wok à feu moyen-élevé. Ajoutez les cubes de tofu et faites-les dorer de tous les côtés. Retirez-les de la poêle et réservez-les.

2. Dans la même poêle, ajoutez la cuillère à soupe d'huile d'olive restante. Faites revenir l'ail émincé et l'oignon coupé en dés jusqu'à ce qu'ils soient tendres et légèrement dorés.

3. Ajoutez les carottes coupées en lamelles, les lanières de poivron rouge et vert, les champignons tranchés et les dés de courgette dans la poêle. Faites sauter les légumes pendant quelques minutes jusqu'à ce qu'ils commencent à ramollir légèrement.

4. Dans un petit bol, mélangez la sauce soja, la sauce hoisin, le gingembre râpé et l'eau. Versez ce mélange sur les légumes dans la poêle. Remuez pour bien enrober les légumes de la sauce.

5. Ajoutez les cubes de tofu dorés dans la poêle et mélangez délicatement pour les incorporer aux légumes.

6. Assaisonnez la poêlée de légumes avec du sel et du poivre noir moulu selon votre goût. Continuez à faire sauter pendant quelques minutes supplémentaires, jusqu'à ce que tous les légumes soient tendres et que les saveurs se mélangent.

7. Retirez la poêle du feu et transférez la poêlée de légumes avec tofu dans un plat de service.

8. Garnissez éventuellement de graines de sésame et d'oignons verts tranchés avant de servir.

9. Servez la poêlée de légumes avec tofu chaud en

accompagnement de riz cuit ou de nouilles, ou en plat principal pour un repas végétarien équilibré.

Wraps de dinde et légumes dans des feuilles de laitue

Temps de préparation: 15 minutes Temps de cuisson: 10 minutes Nombre de portions: 4

Ingrédients:

- 450 g de dinde hachée

- 2 cuillères à soupe d'huile d'olive

- 2 gousses d'ail, émincées

- 1 oignon, haché

- 1 poivron rouge, coupé en dés

- 1 poivron vert, coupé en dés

- 1 carotte, râpée

- 1/2 tasse (120 ml) de sauce soja

- 2 cuillères à soupe de miel

- 1 cuillère à soupe de vinaigre de riz

- 1 cuillère à soupe de fécule de maïs (maïzena)

- 1 cuillère à soupe d'eau

- Sel et poivre noir moulu, au goût

- Feuilles de laitue (feuilles de laitue romaine ou feuilles de laitue à beurre)

- 2 oignons verts, tranchés (facultatif, pour garnir)

- Graines de sésame (facultatif, pour garnir)

Instructions:

1. Dans une poêle ou un wok, faites chauffer 1 cuillère à soupe d'huile d'olive à feu moyen-élevé. Ajoutez l'ail émincé et l'oignon haché, et faites-les revenir jusqu'à ce qu'ils

soient tendres et légèrement dorés.

2. Ajoutez la dinde hachée dans la poêle et faites-la cuire jusqu'à ce qu'elle soit bien dorée et complètement cuite. Égouttez tout excès de graisse si nécessaire.

3. Ajoutez les dés de poivron rouge et vert, ainsi que la carotte râpée dans la poêle. Faites sauter les légumes pendant quelques minutes jusqu'à ce qu'ils soient tendres.

4. Pendant ce temps, dans un petit bol, mélangez la sauce soja, le miel et le vinaigre de riz. Dans un autre bol, mélangez la fécule de maïs avec 1 cuillère à soupe d'eau pour former une pâte lisse.

5. Ajoutez la sauce soja mélangée dans la poêle avec la dinde et les légumes. Remuez pour bien enrober. Ensuite, ajoutez lentement le mélange de fécule de maïs dans la poêle tout en remuant constamment. Laissez mijoter pendant quelques minutes jusqu'à ce que la sauce épaississe.

6. Assaisonnez avec du sel et du poivre noir moulu selon votre goût.

7. Retirez la poêle du feu. Prenez une feuille de laitue et déposez-y une portion de mélange de dinde et de légumes. Garnissez éventuellement d'oignons verts tranchés et de graines de sésame.

8. Roulez la feuille de laitue autour du mélange de dinde et de légumes pour former un wrap.

9. Répétez le processus avec les autres feuilles de laitue et le reste du mélange de dinde et de légumes.

10. Servez les wraps de dinde et légumes chauds comme plat principal ou en apéritif. Accompagnez-les éventuellement d'une sauce additionnelle pour tremper.

Soupe minestrone faible en sodium

Temps de préparation: 15 minutes Temps de cuisson: 30 minutes Nombre de portions: 6

Ingrédients:

• 2 cuillères à soupe d'huile d'olive

• 1 oignon, haché

• 2 gousses d'ail, émincées

• 2 carottes, coupées en dés

• 2 branches de céleri, coupées en dés

• 1 poivron rouge, coupé en dés

• 1 courgette, coupée en dés

• 1 boîte (400 g) de tomates en dés, avec leur jus

• 1 boîte (400 g) de haricots blancs, rincés et égouttés

• 6 tasses (1,5 litres) de bouillon de légumes faible en sodium

• 1 tasse (100 g) de pâtes courtes (comme des coquillettes ou des macaronis)

• 2 cuillères à café d'herbes de Provence (ou un mélange d'herbes séchées telles que le thym, le romarin et l'origan)

• Sel et poivre noir moulu, au goût

• 2 cuillères à soupe de persil frais, haché (facultatif, pour garnir)

• Fromage râpé (facultatif, pour garnir)

Instructions:

1. Dans une grande casserole, faites chauffer l'huile d'olive à feu moyen. Ajoutez l'oignon haché et l'ail émincé, et faites-les revenir jusqu'à ce qu'ils soient tendres et légèrement dorés.

Ajoutez les carottes, le céleri, le poivron rouge et courgette dans la casserole. Faites cuire les légumes pendant quelques minutes jusqu'à ce qu'ils commencent à ramollir légèrement.

Incorporer les tomates en dés avec leur jus et les haricots blancs égouttés dans la casserole. Versez le bouillon de légumes faible en sodium dans la casserole et portez à ébullition.

Réduisez le feu à moyen-doux et laissez mijoter la soupe pendant environ 15 minutes pour permettre aux saveurs de se mélanger.

Ajoutez les pâtes courtes et les herbes de Provence (ou le mélange d'herbes séchées) dans la casserole. Laissez mijoter la soupe pendant environ 10 minutes de plus, ou jusqu'à ce que les pâtes soient cuites al dente.

Assaisonnez la soupe avec du sel et du poivre noir moulu selon votre goût.

Une fois les pâtes cuites, retirez la soupe du feu. Goûtez et ajustez l'assaisonnement si nécessaire.

Servez la soupe minestrone faible en sodium chaude, garnie de persil frais haché si désiré. Vous pouvez également saupoudrer un peu de fromage râpé sur le dessus de chaque portion, si vous le souhaitez.

Accompagnez la soupe de pain croquant ou de craquelins pour un repas complet et satisfaisant.

Brochettes de crevettes à l'ail et au citron

Temps de préparation: 15 minutes Temps de marinade: 30 minutes Temps de cuisson: 6-8 minutes Nombre de portions: 4

Ingrédients:

- 500 g de grosses crevettes, décortiquées et déveinées

- 3 gousses d'ail, émincées

- Le zeste râpé de 1 citron

- 2 cuillères à soupe de jus de citron

- 2 cuillères à soupe d'huile d'olive

- 1 cuillère à soupe de persil frais, haché

- Sel et poivre noir moulu, au goût

- 8 brochettes en bois, trempées dans l'eau pendant a moins 30 minutes

Instructions:

1. Dans un bol moyen, mélangez l'ail émincé, le zeste râp de citron, le jus de citron, l'huile d'olive et le persil hache Assaisonnez avec du sel et du poivre noir moulu selon votr goût.

2. Ajoutez les crevettes décortiquées et déveinées dan le bol avec la marinade. Remuez pour bien enrober le crevettes de la marinade. Couvrez le bol et laissez marine au réfrigérateur pendant au moins 30 minutes.

3. Préchauffez votre gril à feu moyen-élevé.

4. Enfilez les crevettes marinées sur les brochette préalablement trempées dans l'eau. Assurez-vous de le enfiler de manière sécurisée pour qu'elles ne glissent pa pendant la cuisson.

5. Disposez les brochettes de crevettes sur le gri préchauffé. Faites-les cuire pendant environ 3 à 4 minute de chaque côté, ou jusqu'à ce qu'elles soient roses e légèrement dorées. Veillez à ne pas trop cuire les crevette pour éviter qu'elles ne deviennent caoutchouteuses.

6. Une fois les crevettes cuites, retirez les brochettes du gril et transférez-les sur un plat de service.

7. Garnissez les brochettes de crevettes supplémentaires de quartiers de citron frais pour arroser, si désiré. Servez les brochettes chaudes en accompagnement de riz, de légumes grillés ou d'une salade pour un repas délicieux et léger.

Poulet grillé aux herbes et au citron

Temps de préparation: 15 minutes Temps de cuisson: 15 minutes Nombre de portions: 4

Ingrédients:

- 4 filets de poulet

- Le zeste râpé de 2 citrons

- Jus de 2 citrons

- 3 cuillères à soupe d'huile d'olive

- 2 gousses d'ail, émincées

- 2 cuillères à soupe de persil frais, haché

- 1 cuillère à soupe de romarin frais, haché

- Sel et poivre noir moulu, au goût

Instructions:

1. Dans un grand bol, mélangez le zeste râpé des citrons, le jus de citron, l'huile d'olive, l'ail émincé, le persil haché et le romarin haché. Assaisonnez avec du sel et du poivre noir moulu selon votre goût.

2. Ajoutez les filets de poulet dans le bol et assurez-vous qu'ils sont bien enrobés de marinade. Couvrez le bol et laissez mariner au réfrigérateur pendant au moins 30 minutes, ou jusqu'à 2 heures si possible.

3. Préchauffez votre gril à feu moyen-élevé.

4. Retirez les filets de poulet de la marinade et égouttez-les légèrement.

5. Placez les filets de poulet sur le gril préchauffé et faites-les cuire pendant environ 6 à 7 minutes de chaque côté ou jusqu'à ce qu'ils soient bien cuits et qu'ils aient de belles marques de grillade.

6. Pendant la cuisson, vous pouvez brosser les filets de poulet avec la marinade restante pour les garder juteux et parfumés.

7. Une fois cuits, retirez les filets de poulet du gril et laissez-les reposer pendant quelques minutes avant de les servir.

8. Servez le poulet grillé aux herbes et au citron avec des quartiers de citron supplémentaires pour arroser, si désiré. Accompagnez-le de légumes grillés ou d'une salade pour un repas équilibré et délicieux.

Bon appétit !

Saumon au four avec sauce à l'aneth

Temps de préparation: 10 minutes Temps de cuisson: 15 minutes Nombre de portions: 4

Ingrédients:

• 4 filets de saumon (environ 170 g chacun)

• 2 cuillères à soupe d'huile d'olive

• Sel et poivre noir moulu, au goût

• 2 cuillères à soupe de jus de citron

• 2 cuillères à soupe de beurre, fondu

Pour la sauce à l'aneth:

• 1/2 tasse (120 ml) de crème fraîche

• 2 cuillères à soupe de yaourt grec

1 cuillère à soupe de moutarde de Dijon

1 cuillère à soupe de jus de citron

2 cuillères à soupe d'aneth frais, haché

Sel et poivre noir moulu, au goût

Instructions:

1. Préchauffez votre four à 200°C (400°F). Graissez légèrement un plat de cuisson peu profond avec un peu d'huile d'olive.

2. Assaisonnez les filets de saumon avec du sel, du poivre noir moulu et du jus de citron. Placez-les dans le plat de cuisson préparé.

3. Dans un bol, mélangez l'huile d'olive et le beurre fondu. Badigeonnez ce mélange sur les filets de saumon.

4. Placez le plat de cuisson au four préchauffé et faites cuire le saumon pendant environ 12 à 15 minutes, ou jusqu'à ce qu'il soit cuit à votre goût et que les bords commencent à dorer légèrement.

5. Pendant la cuisson du saumon, préparez la sauce à l'aneth. Dans un petit bol, mélangez la crème fraîche, le yaourt grec, la moutarde de Dijon, le jus de citron et l'aneth frais haché. Assaisonnez avec du sel et du poivre noir moulu selon votre goût.

6. Une fois que le saumon est cuit, retirez-le du four et laissez-le reposer quelques minutes.

7. Servez le saumon chaud avec la sauce à l'aneth sur le dessus. Accompagnez-le de légumes cuits à la vapeur ou d'une salade verte pour un repas équilibré et délicieux.

Bon appétit !

Salade de quinoa aux légumes rôtis

Temps de préparation: 15 minutes Temps de cuisson: 2! minutes Nombre de portions: 4

Ingrédients:

• 1 tasse (180 g) de quinoa, rincé

• 2 tasses (480 ml) d'eau

• 2 carottes, coupées en dés

• 1 poivron rouge, coupé en dés

• 1 courgette, coupée en dés

• 1 oignon rouge, coupé en dés

• 2 cuillères à soupe d'huile d'olive

• Sel et poivre noir moulu, au goût

• 1/4 tasse (60 ml) de jus de citron

• 2 cuillères à soupe de vinaigre de cidre de pomme

• 2 cuillères à soupe d'huile d'olive supplémentaires

• 1 gousse d'ail, émincée

• 2 cuillères à soupe de persil frais, haché

• 1/4 tasse (30 g) de fromage feta émietté (facultatif, pour garnir)

Instructions:

1. Préchauffez votre four à 200°C (400°F).

2. Dans une casserole, portez l'eau à ébullition. Ajoutez le quinoa, réduisez le feu à doux, couvrez et laissez mijoter pendant environ 15 minutes, ou jusqu'à ce que le quinoa soit tendre et que toute l'eau soit absorbée. Retirez du feu et laissez reposer, couvert, pendant 5 minutes. Ensuite, égrainez le quinoa à l'aide d'une fourchette et laissez-le refroidir.

Pendant ce temps, étalez les dés de carottes, de poivron rouge, de courgette et d'oignon rouge sur une plaque de cuisson recouverte de papier sulfurisé. Arrosez d'huile d'olive et assaisonnez avec du sel et du poivre noir moulu. Enfournez et faites rôtir les légumes pendant environ 20 à 25 minutes, ou jusqu'à ce qu'ils soient tendres et commencent à dorer. Remuez à mi-cuisson.

Dans un petit bol, préparez la vinaigrette en mélangeant le jus de citron, le vinaigre de cidre de pomme, les cuillères à soupe d'huile d'olive supplémentaires, l'ail émincé, le persil frais haché, du sel et du poivre noir moulu selon votre goût.

Dans un grand bol, mélangez le quinoa cuit et refroidi avec les légumes rôtis. Versez la vinaigrette sur le mélange de quinoa et de légumes, puis remuez délicatement pour bien enrober.

Garnissez la salade de quinoa aux légumes rôtis de fromage feta émietté, si désiré, avant de servir.

Servez la salade de quinoa tiède ou à température ambiante en accompagnement d'autres plats ou en plat principal pour un repas léger et nutritif.

Pâtes aux aubergines rôties et tomates

Temps de préparation: 15 minutes Temps de cuisson: 30 minutes Nombre de portions: 4

Ingrédients:

300 g de pâtes (de votre choix)

1 grosse aubergine, coupée en cubes

2 tomates, coupées en dés

4 gousses d'ail, émincées

3 cuillères à soupe d'huile d'olive

- 1 cuillère à soupe de vinaigre balsamique
- 1 cuillère à soupe d'origan séché
- Sel et poivre noir moulu, au goût
- 1/4 tasse (30 g) de parmesan râpé (facultatif, pour garnir)
- Basilic frais, haché (facultatif, pour garnir)

Instructions:

1. Préchauffez votre four à 200°C (400°F).

2. Disposez les cubes d'aubergine sur une plaque de cuisson recouverte de papier sulfurisé. Arrosez-les de 2 cuillères à soupe d'huile d'olive et assaisonnez-les avec du sel et du poivre noir moulu. Remuez pour bien enrober les cubes d'aubergine. Enfournez et faites rôtir les aubergines pendant environ 20-25 minutes, ou jusqu'à ce qu'elles soient tendres et légèrement dorées.

3. Pendant ce temps, faites cuire les pâtes dans une grande casserole d'eau bouillante salée selon les instructions sur l'emballage. Une fois cuites, égouttez les pâtes et réservez-les.

4. Dans une grande poêle, chauffez 1 cuillère à soupe d'huile d'olive à feu moyen. Ajoutez l'ail émincé et faites-le revenir pendant environ 1 minute, jusqu'à ce qu'il soit parfumé.

5. Ajoutez les dés de tomates dans la poêle avec l'ail. Faites-les cuire pendant environ 5 minutes, en remuant de temps en temps, jusqu'à ce qu'elles commencent à se décomposer et à former une sauce.

6. Ajoutez les cubes d'aubergine rôtis dans la poêle avec les tomates. Incorporer le vinaigre balsamique et l'origan séché. Laissez mijoter pendant quelques minutes pour permettre aux saveurs de se mélanger.

7. Ajoutez les pâtes cuites dans la poêle avec le mélange d'aubergine et de tomates. Remuez pour bien enrober les pâtes de la sauce. Assaisonnez avec du sel et du poivre noir moulu selon votre goût.

8. Retirez la poêle du feu. Garnissez éventuellement de parmesan râpé et de basilic frais haché avant de servir.

9. Servez les pâtes aux aubergines rôties et tomates chaudes en accompagnement de pain croquant ou d'une salade verte pour un repas délicieux et équilibré.

Assiette de légumes grillés avec glaçage au vinaigre balsamique

Temps de préparation: 15 minutes Temps de cuisson: 15 minutes Nombre de portions: 4

Ingrédients:

- 2 courgettes, coupées en rondelles

- 2 poivrons (rouge et jaune), coupés en lanières

- 1 aubergine, coupée en tranches

- 1 oignon rouge, coupé en quartiers

- 250 g de champignons, coupés en deux si gros

- 3 cuillères à soupe d'huile d'olive

- Sel et poivre noir moulu, au goût

- 1/4 tasse (60 ml) de vinaigre balsamique

- 1 cuillère à soupe de miel

- 1 cuillère à café de moutarde de Dijon

- 2 cuillères à soupe de persil frais, haché (pour garnir)

- 2 cuillères à soupe de graines de sésame (pour garnir)

Instructions:

1. Préchauffez votre gril à feu moyen-élevé.

2. Dans un grand bol, mélangez les courgettes, les poivrons, l'aubergine, l'oignon rouge et les champignons avec de l'huile d'olive. Assaisonnez avec du sel et du poivre noir moulu selon votre goût.

3. Disposez les légumes marinés sur le gril préchauffé. Faites-les cuire pendant environ 5 à 7 minutes de chaque côté, ou jusqu'à ce qu'ils soient tendres et marqués par le gril.

4. Pendant ce temps, dans une petite casserole, combinez le vinaigre balsamique, le miel et la moutarde de Dijon. Portez à ébullition, puis réduisez le feu et laissez mijoter pendant environ 5 minutes, ou jusqu'à ce que le mélange épaississe légèrement.

5. Retirez les légumes grillés du gril et disposez-les sur un grand plateau de service.

6. Arrosez les légumes grillés de glaçage au vinaigre balsamique.

7. Garnissez les légumes grillés de persil frais haché et de graines de sésame avant de servir.

8. Servez l'assiette de légumes grillés avec du pain frais ou comme accompagnement pour un repas grillé.

Tilapia aux herbes et au citron

Temps de préparation: 10 minutes Temps de cuisson: 10 minutes Nombre de portions: 4

Ingrédients:

- 4 filets de tilapia (environ 150 g chacun)

- Le zeste râpé de 1 citron

- Jus de 2 citrons

3 cuillères à soupe d'huile d'olive

2 gousses d'ail, émincées

2 cuillères à soupe de persil frais, haché

1 cuillère à soupe de ciboulette fraîche, hachée

Sel et poivre noir moulu, au goût

Instructions:

1. Préchauffez votre four à 200°C (400°F). Graissez légèrement un plat de cuisson peu profond avec un peu d'huile d'olive.

2. Dans un bol moyen, mélangez le zeste râpé de citron, le jus de citron, l'huile d'olive, l'ail émincé, le persil haché et la ciboulette hachée. Assaisonnez avec du sel et du poivre noir moulu selon votre goût.

3. Disposez les filets de tilapia dans le plat de cuisson préparé. Versez la marinade au citron et aux herbes sur les filets de poisson, en veillant à bien les enrober.

4. Placez le plat de cuisson au four préchauffé et faites cuire le tilapia pendant environ 8 à 10 minutes, ou jusqu'à ce que le poisson soit bien cuit et qu'il se défasse facilement à la fourchette.

5. Pendant la cuisson, vous pouvez arroser les filets de tilapia avec la marinade pour les garder juteux et parfumés.

6. Une fois cuits, retirez les filets de tilapia du four.

7. Servez le tilapia aux herbes et au citron chaud, accompagné de quartiers de citron supplémentaires pour arroser, si désiré. Accompagnez-le de riz, de légumes grillés ou d'une salade pour un repas équilibré et délicieux.

CHAPITRE QUATRE

Flocons d'Avoine avec des Baies Fraîches et des Amandes

Temps de préparation: 5 minutes Temps de cuisson: 5 minutes Nombre de portions: 1

Ingrédients:

- 1/2 tasse (45 g) de flocons d'avoine à cuisson rapide

- 1 tasse (240 ml) d'eau ou de lait (végétal ou animal)

- Une pincée de sel

- 1/4 tasse (environ 30 g) de framboises fraîches

- 1/4 tasse (environ 30 g) de fraises fraîches, tranchées

- 2 cuillères à soupe d'amandes effilées ou hachées

- Miel ou sirop d'érable, au goût (facultatif)

Instructions:

1. Dans une casserole, portez l'eau ou le lait à ébullition avec une pincée de sel.

2. Ajoutez les flocons d'avoine dans la casserole et réduisez le feu à moyen-doux.

3. Laissez mijoter les flocons d'avoine pendant environ 3 à 5 minutes, en remuant de temps en temps, jusqu'à ce qu'ils épaississent et deviennent tendres.

4. Retirez la casserole du feu et versez les flocons d'avoine cuits dans un bol.

Garnissez les flocons d'avoine avec les framboises fraîches, les fraises tranchées et les amandes effilées ou hachées.

Si désiré, ajoutez un filet de miel ou de sirop d'érable pour sucrer légèrement les flocons d'avoine.

Remuez légèrement pour mélanger les ingrédients.

Servez immédiatement les flocons d'avoine avec des baies fraîches et des amandes pour un petit-déjeuner sain et délicieux.

Pâtes Primavera aux Céréales Complètes

Temps de préparation: 15 minutes Temps de cuisson: 15 minutes Nombre de portions: 4

Ingrédients:

8 oz (environ 225 g) de pâtes de blé entier

2 cuillères à soupe d'huile d'olive

2 gousses d'ail, émincées

1 oignon rouge, tranché finement

1 courgette, coupée en dés

1 poivron rouge, coupé en lanières

1 poivron jaune, coupé en lanières

1 tasse (environ 150 g) de pois mange-tout, coupés en diagonale

1 tasse (environ 150 g) de tomates cerises, coupées en deux

1/4 tasse (environ 30 g) de fromage parmesan râpé (facultatif)

Sel et poivre noir moulu, au goût

Basilic frais haché, pour garnir

Instructions:

1. Dans une grande casserole d'eau bouillante salée, faite cuire les pâtes de blé entier selon les instructions su l'emballage. Égouttez-les et réservez.

2. Pendant ce temps, dans une grande poêle, chauffez l'huil d'olive à feu moyen. Ajoutez l'ail émincé et l'oignon roug tranché, et faites-les sauter jusqu'à ce qu'ils soient tendre et parfumés.

3. Ajoutez les dés de courgette, les lanières de poivron roug et jaune, et les pois mange-tout dans la poêle. Faites saute les légumes pendant quelques minutes jusqu'à ce qu'i soient tendres mais encore croquants.

4. Ajoutez les tomates cerises coupées en deux dans l poêle et faites-les sauter pendant quelques minutes de plu jusqu'à ce qu'elles commencent à ramollir légèrement.

5. Incorporer les pâtes cuites dans la poêle avec les légume Mélangez bien pour combiner tous les ingrédients.

6. Assaisonnez la pâtes primavera aux céréales complète avec du sel et du poivre noir moulu selon votre goût.

7. Si désiré, saupoudrez de fromage parmesan râpé sur le pâtes primavera avant de servir.

8. Garnissez de basilic frais haché juste avant de servir pou plus de fraîcheur.

9. Servez chaud et dégustez ces délicieuses pâtes primaver aux céréales complètes en accompagnement d'une salad verte pour un repas équilibré et savoureux.

Soupe à l'Orge et aux Légumes

Temps de préparation: 15 minutes Temps de cuisson: 4(minutes Nombre de portions: 6

Ingrédients:

1 tasse (200 g) d'orge perlé

2 cuillères à soupe d'huile d'olive

1 oignon, haché

2 carottes, coupées en rondelles

2 branches de céleri, coupées en dés

2 gousses d'ail, émincées

6 tasses (environ 1,5 litre) de bouillon de légumes

1 boîte (400 g) de tomates en dés

· 1 courgette, coupée en dés

· 1 poivron rouge, coupé en dés

· 1 tasse (environ 150 g) de haricots verts, coupés en morceaux

· 1 cuillère à café de thym séché

· 1 cuillère à café de romarin séché

· Sel et poivre noir moulu, au goût

· Feuilles de persil frais, hachées (pour garnir)

Instructions:

1. Dans une grande casserole, faites chauffer l'huile d'olive à feu moyen. Ajoutez l'oignon haché et faites-le revenir jusqu'à ce qu'il soit translucide.

2. Ajoutez les carottes coupées en rondelles, le céleri coupé en dés et l'ail émincé dans la casserole. Faites-les sauter pendant quelques minutes jusqu'à ce qu'ils soient légèrement tendres.

3. Ajoutez l'orge perlé dans la casserole avec les légumes sautés. Versez le bouillon de légumes et les tomates en dés. Remuez bien.

4. Portez le mélange à ébullition, puis réduisez le feu et laissez mijoter pendant environ 20 minutes.

5. Ajoutez la courgette, le poivron rouge et les haricots verts dans la casserole. Assaisonnez avec le thym séché, le romarin séché, du sel et du poivre noir moulu selon votre goût. Mélangez bien.

6. Poursuivez la cuisson de la soupe pendant environ 15-20 minutes, ou jusqu'à ce que l'orge et les légumes soient tendres.

7. Rectifiez l'assaisonnement si nécessaire.

8. Servez la soupe à l'orge et aux légumes chaudement, garnie de feuilles de persil frais hachées pour plus de fraîcheur.

9. Accompagnez cette délicieuse soupe avec du pain croûté pour un repas réconfortant et nourrissant.

Pain Pita aux Céréales Complètes avec Salade Grecque
Temps de préparation: 15 minutes Nombre de portions: 4

Ingrédients:

Pour la salade grecque:

• 2 tomates, coupées en dés

• 1 concombre anglais, coupé en dés

• 1 poivron rouge, coupé en dés

• 1/2 oignon rouge, tranché finement

• 1/2 tasse (environ 75 g) d'olives kalamata, dénoyautées

• 1/2 tasse (environ 100 g) de fromage féta, émietté

• Feuilles de laitue romaine, pour servir

• Feuilles de menthe fraîche, hachées (pour garnir)

• Huile d'olive extra vierge, pour arroser

Jus de citron, pour arroser

Sel et poivre noir moulu, au goût

Pour les pains pita aux céréales complètes:

4 pains pita aux céréales complètes

Huile d'olive (facultatif)

Origan séché (facultatif)

Instructions:

1. Préparez la salade grecque en mélangeant les dés de tomates, de concombre, de poivron rouge, les tranches d'oignon rouge, les olives kalamata dénoyautées et le fromage féta émietté dans un grand bol.

2. Assaisonnez la salade avec un filet d'huile d'olive extra vierge, un peu de jus de citron, du sel et du poivre noir moulu selon votre goût. Mélangez bien pour enrober tous les légumes et le fromage féta de la vinaigrette.

3. Pour préparer les pains pita aux céréales complètes, préchauffez votre four à 180°C (350°F).

4. Badigeonnez légèrement les pains pita avec un peu d'huile d'olive (si désiré) et saupoudrez-les d'origan séché.

5. Placez les pains pita sur une plaque de cuisson et faites-les cuire au four préchauffé pendant environ 5 minutes, ou jusqu'à ce qu'ils soient chauds et légèrement croustillants.

6. Pendant ce temps, disposez les feuilles de laitue romaine sur une assiette de service.

7. Une fois les pains pita cuits, retirez-les du four et placez-les sur les feuilles de laitue romaine.

8. Garnissez les pains pita chauds de la salade grecque préparée.

9. Saupoudrez de feuilles de menthe fraîche hachées pour plus de fraîcheur.

10. Servez les pains pita aux céréales complètes avec salade grecque comme plat principal ou comme délicieux déjeuner méditerranéen.

Salade de Farro Méditerranéenne

Temps de préparation: 15 minutes Temps de cuisson: 20 minutes Nombre de portions: 4

Ingrédients:

• 1 tasse (200 g) de farro non cuit

• 2 tasses (environ 500 ml) d'eau

• 1 concombre anglais, coupé en dés

• 1 tasse (environ 150 g) de tomates cerises, coupées en deux

• 1/2 tasse (environ 75 g) d'olives kalamata, dénoyautées et coupées en deux

• 1/4 tasse (environ 30 g) de fromage féta émietté

• 1/4 tasse (environ 30 g) d'oignon rouge, finement haché

• 1/4 tasse (environ 60 ml) d'huile d'olive extra vierge

• Jus de 1 citron

• 2 cuillères à soupe de vinaigre de vin rouge

• 2 gousses d'ail, émincées

• 1 cuillère à café de origan séché

• Sel et poivre noir moulu, au goût

• Feuilles de persil frais, hachées (pour garnir)

Instructions:

1. Rincez le farro à l'eau froide. Dans une casserole

oyenne, portez 2 tasses d'eau à ébullition. Ajoutez le
rro et réduisez le feu. Laissez mijoter pendant environ 20
inutes, ou jusqu'à ce que le farro soit tendre mais encore
gèrement croquant. Égouttez le farro cuit et laissez-le
froidir.

Dans un grand bol, mélangez le farro cuit refroidi, les
és de concombre, les tomates cerises coupées en deux, les
lives kalamata coupées en deux, le fromage féta émietté et
oignon rouge finement haché.

Dans un petit bol, préparez la vinaigrette en mélangeant
huile d'olive extra vierge, le jus de citron, le vinaigre de vin
ouge, l'ail émincé, l'origan séché, du sel et du poivre noir
oulu selon votre goût. Fouettez bien pour émulsionner la
inaigrette.

Versez la vinaigrette sur la salade de farro et de légumes.
Iélangez bien pour enrober tous les ingrédients de la
inaigrette.

Goûtez et ajustez l'assaisonnement si nécessaire.

Garnissez la salade de farro méditerranéenne de feuilles
e persil frais hachées avant de servir.

Servez la salade de farro méditerranéenne comme plat
rincipal léger ou comme accompagnement pour un repas
stival délicieux.

Wrap de Légumes au Blé Entier avec Houmous

Temps de préparation: 10 minutes Nombre de portions: 1

Ingrédients:

1 tortilla de blé entier (de préférence de grande taille)

2 cuillères à soupe de houmous

1/4 tasse (environ 25 g) de carottes râpées

- 1/4 tasse (environ 25 g) de chou rouge râpé

- 1/4 tasse (environ 25 g) de concombre, coupé e
bâtonnets

- 1/4 tasse (environ 25 g) de poivron rouge, coupé e
lanières

- Quelques feuilles de laitue ou d'épinards

- Sel et poivre noir moulu, au goût

Instructions:

1. Étalez le houmous sur toute la surface de la tortilla de bl
entier.

2. Disposez les carottes râpées, le chou rouge râpé, le
bâtonnets de concombre, les lanières de poivron roug
et les feuilles de laitue ou d'épinards sur la moitié de l
tortilla, en laissant un espace sur les bords pour le pliage.

3. Assaisonnez les légumes avec du sel et du poivre noi
moulu selon votre goût.

4. Commencez à rouler la tortilla fermement à partir d
bord garni de légumes. Enveloppez-la bien pour former u
wrap serré.

5. Une fois roulé, coupez le wrap en diagonale pour obteni
deux moitiés.

6. Servez le wrap de légumes au blé entier ave
houmous immédiatement, ou emballez-le dans du papie
d'aluminium pour le transporter comme déjeuner
emporter.

7. Vous pouvez également ajouter d'autres légumes
comme des tomates, des avocats ou des oignons, selon vo
préférences.

Sauté de Riz Brun avec Tofu et Légumes

Temps de préparation: 15 minutes Temps de cuisson: 20 minutes Nombre de portions: 4

Ingrédients:

2 tasses (environ 400 g) de riz brun cuit

200 g de tofu ferme, coupé en dés

2 cuillères à soupe d'huile d'olive

2 gousses d'ail, émincées

1 oignon, haché

1 poivron rouge, coupé en lanières

1 poivron vert, coupé en lanières

- 1 tasse (environ 150 g) de pois mange-tout, coupés en diagonale

- 1 tasse (environ 150 g) de champignons tranchés

- 1 carotte, coupée en julienne

- 1/4 tasse (60 ml) de sauce soja

- 2 cuillères à soupe de sauce d'huître (facultatif)

- 1 cuillère à soupe de vinaigre de riz

- 1 cuillère à soupe de miel ou de sirop d'érable

- 1 cuillère à soupe de fécule de maïs (pour épaissir la sauce)

- Sel et poivre noir moulu, au goût

- Graines de sésame grillées (pour garnir)

- Coriandre fraîche hachée (pour garnir)

Instructions:

1. Dans un bol, mélangez la sauce soja, la sauce d'huître (si utilisée), le vinaigre de riz, le miel (ou sirop d'érable) et la fécule de maïs. Réservez.

2. Dans une grande poêle ou un wok, chauffez l'huile d'olive à feu moyen-élevé. Ajoutez l'ail émincé et l'oignon haché, et faites-les sauter pendant quelques minutes jusqu'à ce qu'ils soient dorés et parfumés.

3. Ajoutez les dés de tofu dans la poêle et faites-les revenir jusqu'à ce qu'ils soient dorés sur tous les côtés.

4. Incorporer les lanières de poivron rouge et vert, les pois mange-tout, les champignons tranchés et les julienne de carotte dans la poêle. Faites sauter les légumes pendant quelques minutes jusqu'à ce qu'ils soient tendres mais encore croquants.

5. Ajoutez le riz brun cuit dans le wok avec les légumes et le tofu. Mélangez bien pour combiner tous les ingrédients.

6. Versez la sauce préparée sur le mélange de riz, tofu et légumes dans le wok. Assaisonnez avec du sel et du poivre noir moulu selon votre goût. Mélangez bien pour enrober tous les ingrédients de la sauce.

7. Laissez mijoter le sauté pendant quelques minutes jusqu'à ce que la sauce épaississe légèrement et que tous les ingrédients soient bien chauds.

8. Retirez le sauté de riz brun, tofu et légumes du feu.

9. Servez chaud, garni de graines de sésame grillées et de coriandre fraîche hachée.

10. Dégustez ce délicieux sauté de riz brun avec tofu et légumes comme plat principal pour un repas végétarien savoureux et équilibré.

Poivrons Farcis au Quinoa et aux Haricots Noirs
Temps de préparation: 20 minutes Temps de cuisson: 35 minutes Nombre de portions: 4

Ingrédients:

4 gros poivrons (de différentes couleurs si possible)

1 tasse (180 g) de quinoa, rincé

1 boîte (400 g) de haricots noirs, rincés et égouttés

1 oignon, haché

2 gousses d'ail, émincées

1 boîte (400 g) de tomates en dés

1 cuillère à café de cumin en poudre

1 cuillère à café de paprika

Sel et poivre noir moulu, au goût

1 tasse (100 g) de fromage râpé (cheddar, mozzarella, ou votre préféré)

Coriandre fraîche, hachée (pour garnir)

Instructions:

1. Préchauffez votre four à 180°C (350°F).

2. Coupez le haut des poivrons et retirez les graines et les membranes. Réservez les sommets des poivrons pour la garniture.

3. Dans une casserole, faites cuire le quinoa selon les instructions sur l'emballage.

4. Pendant ce temps, dans une grande poêle, chauffez un peu d'huile d'olive à feu moyen. Ajoutez l'oignon haché et faites-le revenir jusqu'à ce qu'il soit translucide. Ajoutez ensuite l'ail émincé et faites-le revenir pendant 1 minute de plus.

5. Ajoutez les haricots noirs égouttés, les tomates en dés, le cumin en poudre, le paprika, du sel et du poivre noir moulu dans la poêle avec l'oignon et l'ail. Laissez mijoter pendant environ 5 minutes, en remuant de temps en temps, pour

que les saveurs se mélangent.

6. Une fois le quinoa cuit, ajoutez-le à la poêle avec le mélange de haricots noirs et de tomates. Mélangez bien.

7. Remplissez chaque poivron évidé avec le mélange de quinoa et de haricots noirs. Disposez-les dans un plat de cuisson allant au four.

8. Garnissez les poivrons farcis de fromage râpé.

9. Replacez les sommets des poivrons sur les poivrons farcis pour les refermer.

10. Couvrez le plat de cuisson avec du papier aluminium et faites cuire au four préchauffé pendant environ 30 minutes.

11. Retirez le papier aluminium et poursuivez la cuisson pendant 5 minutes supplémentaires, ou jusqu'à ce que les poivrons soient tendres et que le fromage soit fondu et doré.

12. Garnissez les poivrons farcis de coriandre fraîche hachée avant de servir.

13. Servez les poivrons farcis chauds en accompagnement d'une salade verte pour un repas équilibré et délicieux.

Pancakes au Sarrasin avec Compote de Baies Mélangées
Temps de préparation: 15 minutes Temps de cuisson: 15 minutes Nombre de portions: 4

Ingrédients:

Pour les pancakes au sarrasin:

• 1 tasse (120 g) de farine de sarrasin

• 1 cuillère à soupe de sucre (facultatif)

• 1 cuillère à café de levure chimique

Une pincée de sel

1 tasse (240 ml) de lait (végétal ou animal)

1 œuf

2 cuillères à soupe d'huile végétale

Pour la compote de baies mélangées:

2 tasses (environ 300 g) de baies mélangées (fraises, framboises, mûres, bleuets, etc.)

2 cuillères à soupe de sucre

Jus de 1/2 citron

1 cuillère à soupe d'eau

Instructions:

1. Dans un grand bol, mélangez la farine de sarrasin, le sucre (si utilisé), la levure chimique et une pincée de sel.

2. Dans un autre bol, battez légèrement l'œuf et ajoutez-y le lait et l'huile végétale. Mélangez bien.

3. Versez le mélange liquide dans le mélange sec et remuez jusqu'à ce que la pâte à pancakes soit homogène. Laissez reposer la pâte pendant quelques minutes.

4. Pendant ce temps, préparez la compote de baies mélangées. Dans une casserole, combinez les baies mélangées, le sucre, le jus de citron et l'eau. Portez à ébullition, puis réduisez le feu et laissez mijoter pendant environ 5 minutes, en remuant de temps en temps, jusqu'à ce que les baies soient tendres et que la compote épaississe légèrement. Retirez du feu et réservez.

5. Faites chauffer une poêle antiadhésive à feu moyen et graissez-la légèrement avec un peu d'huile ou de beurre.

6. Versez environ 1/4 tasse de pâte à pancakes sur la poêle

chaude pour former chaque pancake. Faites cuire jusqu
ce que des bulles commencent à se former à la surface d
pancakes, puis retournez-les et faites-les cuire de l'aut
côté jusqu'à ce qu'ils soient dorés.

7. Répétez avec le reste de la pâte à pancakes, en ajoutant u
peu d'huile ou de beurre à la poêle au besoin.

8. Servez les pancakes au sarrasin chauds avec un
généreuse portion de compote de baies mélangées.

9. Vous pouvez également garnir les pancakes de yogou
grec ou de crème fouettée, si désiré.

10. Savourez ces délicieux pancakes au sarrasin ave
compote de baies mélangées comme petit-déjeune
gourmand ou brunch réconfortant.

Salade de Boulgour aux Pois Chiches et aux Herbes

Temps de préparation: 15 minutes Temps de repos: 3
minutes Nombre de portions: 4

Ingrédients:

• 1 tasse (200 g) de boulgour

• 1 boîte (400 g) de pois chiches, rincés et égouttés

• 1 concombre, coupé en dés

• 1 poivron rouge, coupé en dés

• 1/4 tasse (environ 30 g) d'oignon rouge, haché finement

• 1/4 tasse (environ 15 g) de persil frais, haché

• 1/4 tasse (environ 15 g) de menthe fraîche, hachée

• Jus de 1 citron

• 3 cuillères à soupe d'huile d'olive extra vierge

• Sel et poivre noir moulu, au goût

Instructions:

1. Dans un bol, versez le boulgour et ajoutez une quantité égale d'eau bouillante. Couvrez le bol d'une assiette ou d'un couvercle et laissez reposer pendant environ 30 minutes, jusqu'à ce que le boulgour soit tendre et ait absorbé toute l'eau.

2. Pendant ce temps, dans un grand bol, mélangez les pois chiches rincés et égouttés, les dés de concombre, les dés de poivron rouge, l'oignon rouge haché, le persil frais haché et la menthe fraîche hachée.

3. Une fois que le boulgour est prêt, ajoutez-le au mélange de légumes et de pois chiches dans le bol.

4. Dans un petit bol, préparez la vinaigrette en mélangeant le jus de citron frais avec l'huile d'olive extra vierge. Assaisonnez avec du sel et du poivre noir moulu selon votre goût.

5. Versez la vinaigrette sur la salade de boulgour, pois chiches et herbes dans le grand bol. Mélangez bien pour enrober tous les ingrédients de la vinaigrette.

6. Goûtez et ajustez l'assaisonnement si nécessaire.

7. Couvrez le bol avec un film plastique et laissez reposer la salade au réfrigérateur pendant au moins 30 minutes pour permettre aux saveurs de se mélanger.

8. Avant de servir, mélangez la salade une dernière fois et ajustez l'assaisonnement si nécessaire.

9. Servez la salade de boulgour aux pois chiches et aux herbes comme plat d'accompagnement frais et délicieux pour vos repas estivaux.

CHAPITRE CINQ

Recettes De Protéines Maigres

Curry de Lentilles et Légumes

Temps de préparation: 15 minutes Temps de cuisson: 30 minutes Nombre de portions: 4

Ingrédients:

- 1 tasse (200 g) de lentilles vertes sèches

- 2 cuillères à soupe d'huile végétale

- 1 oignon, haché

- 2 gousses d'ail, émincées

- 1 poivron rouge, coupé en dés

- 1 poivron vert, coupé en dés

- 1 courgette, coupée en dés

- 1 carotte, coupée en dés

- 1 boîte (400 g) de tomates concassées

- 1 boîte (400 ml) de lait de coco

- 2 cuillères à soupe de pâte de curry (de votre choix)

- 1 cuillère à café de curcuma

- 1 cuillère à café de cumin moulu

- Sel et poivre noir moulu, au goût

- Coriandre fraîche, hachée (pour garnir)

nstructions:

1. Rincez les lentilles vertes à l'eau froide dans une passoire fine et égouttez-les.

2. Dans une grande casserole, chauffez l'huile végétale à feu moyen. Ajoutez l'oignon haché et faites-le revenir jusqu'à ce qu'il soit translucide.

3. Ajoutez l'ail émincé, les dés de poivron rouge et vert, la courgette et la carotte dans la casserole. Faites-les sauter pendant quelques minutes jusqu'à ce qu'ils soient légèrement tendres.

4. Ajoutez les lentilles rincées dans la casserole avec les légumes sautés. Versez les tomates concassées et le lait de coco dans la casserole. Mélangez bien.

5. Incorporez la pâte de curry, le curcuma et le cumin moulu dans la casserole. Assaisonnez avec du sel et du poivre noir moulu selon votre goût. Mélangez bien tous les ingrédients pour bien les combiner.

6. Portez le mélange à ébullition, puis réduisez le feu et laissez mijoter à découvert pendant environ 20-25 minutes, en remuant de temps en temps, jusqu'à ce que les lentilles et les légumes soient tendres et que la sauce épaississe légèrement.

7. Rectifiez l'assaisonnement si nécessaire.

8. Une fois le curry de lentilles et légumes prêt, retirez la casserole du feu.

9. Servez le curry chaud dans des bols individuels.

10. Garnissez éventuellement de coriandre fraîche hachée pour plus de fraîcheur.

11. Accompagnez ce délicieux curry de lentilles et légumes

de riz basmati cuit ou de pain naan chaud pour un repas savoureux et équilibré.

Crevettes Grillées au Citron et à l'Ail

Temps de préparation: 15 minutes Temps de marinade: 30 minutes Temps de cuisson: 5 minutes Nombre de portions 4

Ingrédients:

• 500 g de crevettes décortiquées et déveinées

• Zeste de 1 citron

• Jus de 2 citrons

• 3 gousses d'ail, émincées

• 2 cuillères à soupe d'huile d'olive

• 1 cuillère à soupe de persil frais, haché

• Sel et poivre noir moulu, au goût

• Brochettes en bois (trempées dans l'eau pendant au moins 30 minutes, pour éviter qu'elles ne brûlent)

Instructions:

1. Dans un grand bol, mélangez le zeste de citron, le jus de citron, l'ail émincé, l'huile d'olive, le persil frais haché, du sel et du poivre noir moulu.

2. Ajoutez les crevettes décortiquées et déveinées dans le bol avec la marinade. Remuez bien pour enrober uniformément les crevettes de la marinade.

3. Couvrez le bol avec du film plastique et laissez mariner au réfrigérateur pendant au moins 30 minutes, pour permettre aux saveurs de se mélanger.

4. Pendant ce temps, préchauffez votre grill à feu moyen-élevé.

Enfilez les crevettes marinées sur des brochettes en bois, 1 les espaçant légèrement.

Graissez légèrement la grille du gril avec un peu d'huile olive pour éviter que les crevettes ne collent.

Disposez les brochettes de crevettes sur la grille réchauffée du gril.

Faites cuire les crevettes grillées pendant environ 2-3 inutes de chaque côté, ou jusqu'à ce qu'elles soient roses bien cuites.

Retirez les brochettes de crevettes du gril et transférez-s sur une assiette de service.

0. Servez les crevettes grillées au citron et à l'ail nmédiatement, garnies de quartiers de citron frais pour lus de fraîcheur.

1. Accompagnez ces délicieuses crevettes grillées d'une alade fraîche ou de riz cuit pour un repas léger et avoureux.

auté de Tofu et légumes avec Riz Brun

emps de préparation: 15 minutes Temps de cuisson: 15 ninutes Nombre de portions: 4

ngrédients:

350 g de tofu ferme, coupé en cubes

2 cuillères à soupe d'huile d'olive ou d'huile de sésame

2 gousses d'ail, émincées

1 morceau de gingembre frais (environ 2 cm), râpé

1 poivron rouge, coupé en lanières

1 poivron vert, coupé en lanières

1 petite carotte, coupée en fines lanières

- 1 petit brocoli, coupé en fleurettes
- 1 tasse (environ 150 g) de pois mange-tout, coupés e diagonale
- 1/4 de tasse (60 ml) de sauce soja
- 2 cuillères à soupe de sauce d'huître (facultatif)
- 1 cuillère à soupe de sirop d'érable ou de miel
- 2 cuillères à soupe de fécule de maïs ou de farine de maïs
- 2 cuillères à soupe d'eau
- 4 tasses (environ 800 g) de riz brun cuit

Instructions:

1. Dans un petit bol, mélangez la sauce soja, la sauc d'huître (si utilisée), le sirop d'érable ou le miel, la fécule d maïs ou la farine de maïs et l'eau. Réservez ce mélange d sauce.

2. Dans une grande poêle ou un wok, chauffez l'huile d'oliv ou l'huile de sésame à feu moyen-élevé.

3. Ajoutez l'ail émincé et le gingembre râpé dans la poêl chaude. Faites revenir pendant environ 1 minute, jusqu'à c qu'ils soient parfumés.

4. Ajoutez les cubes de tofu dans la poêle et faites-les dore de tous les côtés pendant environ 5 minutes.

5. Ajoutez les lanières de poivron, les lanières de carotte, le fleurettes de brocoli et les pois mange-tout dans la poêle Faites sauter les légumes avec le tofu pendant enviror 3-4 minutes, jusqu'à ce qu'ils soient tendres mais encor croquants.

6. Versez le mélange de sauce réservé sur le tofu et le légumes dans la poêle. Mélangez bien pour enrober tous le

ngrédients de la sauce.

7. Continuez à faire sauter le tout pendant encore 2-3 minutes, jusqu'à ce que la sauce épaississe légèrement et enrobe uniformément les légumes et le tofu.

8. Retirez la poêle du feu et servez le sauté de tofu et légumes chaud sur du riz brun cuit.

9. Vous pouvez garnir le sauté de tofu et légumes de graines de sésame grillées ou de ciboulette fraîche hachée avant de servir, si désiré.

10. Dégustez ce délicieux plat végétarien comme repas équilibré et savoureux.

Poitrine de Poulet au Four avec Légumes Rôtis

Temps de préparation: 15 minutes Temps de cuisson: 30 minutes Nombre de portions: 4

Ingrédients:

Pour le poulet:

- 4 poitrines de poulet, désossées et sans peau

- 2 cuillères à soupe d'huile d'olive

- 2 gousses d'ail, émincées

- 1 cuillère à café de paprika

- 1 cuillère à café d'origan séché

- Sel et poivre noir moulu, au goût

Pour les légumes rôtis:

- 2 courgettes, coupées en rondelles

- 2 poivrons (rouge et jaune), coupés en lanières

- 1 oignon rouge, coupé en quartiers

- 1 cuillère à soupe d'huile d'olive

• 1 cuillère à café de romarin séché

• Sel et poivre noir moulu, au goût

Instructions:

1. Préchauffez votre four à 200°C (400°F).

2. Dans un grand bol, mélangez l'huile d'olive, l'ail émincé, le paprika, l'origan séché, du sel et du poivre noir moulu. Ajoutez les poitrines de poulet dans le bol et enrobez-les uniformément avec le mélange d'assaisonnement.

3. Dans un autre bol, mélangez les rondelles de courgettes, les lanières de poivrons et les quartiers d'oignon rouge avec de l'huile d'olive, du romarin séché, du sel et du poivre noir moulu. Assurez-vous que les légumes sont bien enrobés d'huile et d'assaisonnement.

4. Disposez les poitrines de poulet assaisonnées dans un plat de cuisson allant au four. Disposez les légumes assaisonnés autour du poulet dans le plat de cuisson.

5. Placez le plat de cuisson au four préchauffé et faites cuire pendant environ 25-30 minutes, ou jusqu'à ce que le poulet soit cuit à travers et que les légumes soient tendres et légèrement dorés.

6. À mi-cuisson, retournez les poitrines de poulet et remuez les légumes pour une cuisson uniforme.

7. Une fois que le poulet est cuit et que les légumes sont tendres, retirez le plat de cuisson du four.

8. Laissez reposer le poulet pendant quelques minutes avant de le servir pour permettre aux jus de se redistribuer.

9. Servez les poitrines de poulet au four chaudes avec une portion de légumes rôtis.

10. Garnissez éventuellement de persil frais haché ou de

basilic frais ciselé avant de servir pour plus de fraîcheur et de saveur.

11. Accompagnez ce délicieux plat de poulet et légumes rôtis avec une salade verte ou du riz cuit pour un repas complet et équilibré.

Salade César au Poulet Grillé

Temps de préparation: 20 minutes Temps de cuisson: 15 minutes Nombre de portions: 4

Ingrédients:

Pour le poulet grillé:

- 2 poitrines de poulet, désossées et sans peau
- 2 cuillères à soupe d'huile d'olive
- Sel et poivre noir moulu, au goût
- 1 cuillère à café de paprika (facultatif)
- 1 cuillère à café d'ail en poudre (facultatif)

Pour la salade:

- 1 laitue romaine, lavée et déchirée en morceaux
- 1/2 tasse (environ 50 g) de croûtons à l'ail
- 1/4 tasse (environ 25 g) de fromage parmesan râpé

Pour la vinaigrette César:

- 1/2 tasse (120 ml) de mayonnaise
- 2 cuillères à soupe de jus de citron frais
- 2 gousses d'ail, émincées
- 2 cuillères à soupe de fromage parmesan râpé
- 1 cuillère à café de moutarde de Dijon
- 1 cuillère à café de Worcestershire sauce

• Sel et poivre noir moulu, au goût

Instructions:

1. Préparez le poulet grillé: Assaisonnez les poitrines de poulet avec de l'huile d'olive, du sel, du poivre noir moulu, du paprika (si utilisé) et de l'ail en poudre (si utilisé). Laissez mariner pendant au moins 15 minutes.

2. Préchauffez votre grill à feu moyen-élevé. Huilez légèrement la grille.

3. Placez les poitrines de poulet marinées sur le grill préchauffé. Faites cuire environ 6 à 7 minutes de chaque côté, ou jusqu'à ce que le poulet soit bien cuit et doré. Retirez du grill et laissez reposer quelques minutes avant de trancher.

4. Pendant que le poulet grille, préparez la vinaigrette César en mélangeant la mayonnaise, le jus de citron frais, l'ail émincé, le fromage parmesan râpé, la moutarde de Dijon et la sauce Worcestershire dans un bol moyen. Assaisonnez avec du sel et du poivre noir moulu selon votre goût. Réfrigérez jusqu'au moment de servir.

5. Dans un grand saladier, disposez les morceaux de laitue romaine.

6. Ajoutez les croûtons à l'ail sur la laitue romaine.

7. Saupoudrez de fromage parmesan râpé sur la salade.

8. Tranchez les poitrines de poulet grillé et disposez-les sur la salade.

9. Au moment de servir, arrosez la salade César de la vinaigrette préparée.

10. Mélangez délicatement pour enrober tous les ingrédients de la vinaigrette.

1. Servez la salade César au poulet grillé immédiatement, accompagnée de quartiers de citron frais si désiré.

2. Dégustez ce délicieux plat principal avec une combinaison de textures et de saveurs classiques de la salade César, rehaussée par le poulet grillé tendre et juteux.

Cabillaud au Four avec Quinoa aux Herbes

Temps de préparation: 15 minutes Temps de cuisson: 20 minutes Nombre de portions: 4

Ingrédients:

Pour le cabillaud:

4 filets de cabillaud (environ 150 g chacun)

2 cuillères à soupe d'huile d'olive

Jus de 1/2 citron

Sel et poivre noir moulu, au goût

Pour le quinoa aux herbes:

1 tasse (180 g) de quinoa

2 tasses (environ 480 ml) de bouillon de légumes ou d'eau

2 cuillères à soupe d'huile d'olive

2 gousses d'ail, émincées

1/4 tasse (environ 15 g) de persil frais, haché

1/4 tasse (environ 15 g) de ciboulette fraîche, hachée

Sel et poivre noir moulu, au goût

Instructions:

1. Préchauffez votre four à 200°C (400°F).

2. Rincez le quinoa à l'eau froide dans une passoire fine.

3. Dans une casserole, portez le bouillon de légumes ou d'eau à ébullition. Ajoutez le quinoa et laissez mijoter à

feu doux pendant environ 15 minutes, ou jusqu'à ce qu
le quinoa soit cuit et que les grains aient absorbé tout
liquide. Retirez du feu et laissez reposer à couvert pendar
5 minutes.

4. Pendant ce temps, préparez le cabillaud. Assaisonnez le
filets de cabillaud avec de l'huile d'olive, du jus de citror
du sel et du poivre noir moulu. Placez-les dans un plat d
cuisson allant au four légèrement graissé.

5. Enfournez le cabillaud dans le four préchauffé et faite
cuire pendant environ 15-20 minutes, ou jusqu'à ce que l
poisson soit opaque et se défasse facilement à la fourchett

6. Pendant que le quinoa et le cabillaud cuisent, préparez l
quinoa aux herbes. Dans une poêle, chauffez l'huile d'olive
feu moyen. Ajoutez l'ail émincé et faites-le revenir pendar
environ 1 minute, jusqu'à ce qu'il soit doré et parfumé.

7. Ajoutez le quinoa cuit dans la poêle avec l'ail doré
Ajoutez le persil frais haché et la ciboulette fraîche hachée
Assaisonnez avec du sel et du poivre noir moulu selon votr
goût. Mélangez bien pour combiner tous les ingrédients e
réchauffez le quinoa pendant quelques minutes.

8. Une fois que le cabillaud est cuit et que le quinoa au
herbes est prêt, retirez-les du four et de la cuisinière.

9. Servez les filets de cabillaud chauds avec une portion d
quinoa aux herbes.

10. Garnissez éventuellement de quartiers de citron frais e
de feuilles de persil ou de ciboulette supplémentaires pou
plus de saveur et de fraîcheur.

11. Dégustez ce délicieux plat de cabillaud au four ave
quinoa aux herbes comme un repas sain et copieux.

Chili de Dinde aux Haricots

Temps de préparation: 15 minutes Temps de cuisson: 30 minutes Nombre de portions: 6

Ingrédients:

500 g de dinde hachée

1 oignon, haché

2 gousses d'ail, émincées

1 poivron rouge, coupé en dés

1 poivron vert, coupé en dés

1 boîte (400 g) de haricots rouges, rincés et égouttés

1 boîte (400 g) de haricots noirs, rincés et égouttés

1 boîte (400 g) de tomates en dés

1 tasse (240 ml) de bouillon de poulet

2 cuillères à soupe de poudre de chili

1 cuillère à soupe de cumin moulu

1 cuillère à café de paprika

Sel et poivre noir moulu, au goût

Huile d'olive, pour la cuisson

Coriandre fraîche, hachée (pour garnir)

Fromage râpé (facultatif, pour garnir)

Crème sure (facultatif, pour garnir)

Instructions:

1. Dans une grande casserole, faites chauffer un peu d'huile d'olive à feu moyen. Ajoutez l'oignon haché et faites-le revenir jusqu'à ce qu'il soit translucide.

2. Ajoutez l'ail émincé et les poivrons coupés en dés dans la casserole. Faites-les revenir pendant quelques minutes

jusqu'à ce qu'ils soient tendres.

3. Ajoutez la dinde hachée dans la casserole avec les légumes et faites-la cuire jusqu'à ce qu'elle soit bien dorée.

4. Incorporer les haricots rouges et noirs égouttés dans la casserole avec la dinde et les légumes.

5. Ajoutez les tomates en dés, le bouillon de poulet, la poudre de chili, le cumin moulu et le paprika dans la casserole. Assaisonnez avec du sel et du poivre noir moulu selon votre goût. Mélangez bien tous les ingrédients.

6. Portez le mélange à ébullition, puis réduisez le feu et laissez mijoter à découvert pendant environ 20-25 minutes, en remuant de temps en temps, jusqu'à ce que le chili épaississe légèrement.

7. Rectifiez l'assaisonnement si nécessaire.

8. Une fois le chili de dinde aux haricots prêt, retirez la casserole du feu.

9. Servez le chili chaud dans des bols individuels.

10. Garnissez éventuellement de coriandre fraîche hachée, de fromage râpé et de crème sure si désiré.

11. Accompagnez ce délicieux chili de dinde aux haricots de quartiers de pain croustillant ou de tortillas chaudes pour un repas réconfortant et savoureux.

Omelette aux Blancs d'Oeufs et Légumes

Temps de préparation: 10 minutes Temps de cuisson: 10 minutes Nombre de portions: 1

Ingrédients:

• 4 blancs d'œufs

• 1/4 tasse (environ 30 g) de poivron rouge, coupé en dés

• 1/4 tasse (environ 30 g) de poivron vert, coupé en dés

1/4 tasse (environ 30 g) de champignons, tranchés

1/4 tasse (environ 30 g) d'oignon rouge, haché

1 petite tomate, coupée en dés

1 cuillère à soupe d'huile d'olive

Sel et poivre noir moulu, au goût

Herbes fraîches (facultatif, pour garnir)

Instructions:

1. Dans un bol, battez les blancs d'œufs jusqu'à ce qu'ils soient mousseux. Assaisonnez avec du sel et du poivre noir moulu selon votre goût.

2. Dans une poêle antiadhésive, chauffez l'huile d'olive à feu moyen.

3. Ajoutez les poivrons rouges et verts, les champignons et l'oignon rouge dans la poêle chauffée. Faites sauter les légumes pendant environ 3-4 minutes, ou jusqu'à ce qu'ils soient tendres.

4. Ajoutez les dés de tomate dans la poêle et faites-les revenir pendant environ 1 minute de plus.

5. Versez les blancs d'œufs battus sur les légumes dans la poêle. Répartissez les légumes de manière uniforme dans les blancs d'œufs.

6. Laissez cuire l'omelette pendant environ 3-4 minutes, ou jusqu'à ce que les bords soient fermes et que le dessous soit doré.

7. À l'aide d'une spatule, pliez l'omelette en deux et laissez cuire pendant encore 1-2 minutes, ou jusqu'à ce que l'omelette soit cuite à votre goût.

8. Transférez l'omelette sur une assiette de service.

9. Garnissez éventuellement d'herbes fraîches hachées, comme du persil ou de la ciboulette, pour plus de saveur et de couleur.

10. Servez l'omelette aux blancs d'œufs et légumes chaud, accompagnée de pain grillé ou de fruits frais pour un petit-déjeuner équilibré et délicieux.

Brochettes de Boeuf Maigre et Légumes

Temps de préparation: 20 minutes Temps de marinade: 30 minutes à 2 heures Temps de cuisson: 10 minutes Nombre de portions: 4

Ingrédients:

• 500 g de bifteck de boeuf maigre (comme le filet ou l'entrecôte), coupé en cubes

• 1 poivron rouge, coupé en morceaux

• 1 poivron vert, coupé en morceaux

• 1 oignon rouge, coupé en morceaux

• 1 courgette, coupée en rondelles épaisses

• 8-10 champignons, nettoyés et coupés en deux si gros

• 2 cuillères à soupe d'huile d'olive

• 2 gousses d'ail, émincées

• 1 cuillère à café de paprika

• 1 cuillère à café de cumin moulu

• Sel et poivre noir moulu, au goût

• Brochettes en bois (trempées dans l'eau pendant au moins 30 minutes)

Instructions:

1. Dans un grand bol, mélangez l'huile d'olive, l'ail émincé, le paprika, le cumin moulu, du sel et du poivre noir

oulu. Ajoutez les cubes de boeuf dans le bol et mélangez en pour enrober uniformément de marinade. Couvrez laissez mariner au réfrigérateur pendant au moins 30 inutes, idéalement 2 heures.

Pendant ce temps, préparez les légumes en les coupant en orceaux de taille similaire.

Préchauffez votre grill ou votre barbecue à feu moyen-evé.

Enfilez les morceaux de boeuf et les légumes coupés sur s brochettes en bois, en alternant les ingrédients selon otre préférence.

Placez les brochettes préparées sur le grill préchauffé. aites cuire pendant environ 8-10 minutes, en retournant s brochettes à mi-cuisson, jusqu'à ce que le boeuf soit cuit votre goût et que les légumes soient tendres et légèrement rillés.

Retirez les brochettes du grill et laissez-les reposer uelques minutes avant de servir.

Servez les brochettes de boeuf et légumes chaudes, ccompagnées de riz cuit ou d'une salade verte pour un epas équilibré.

Garnissez éventuellement de persil frais haché ou de oriandre avant de servir pour plus de fraîcheur et de aveur.

Profitez de ces délicieuses brochettes de boeuf et légumes omme plat principal pour un repas sain et savoureux.

aumon Poché aux Asperges

emps de préparation: 10 minutes Temps de cuisson: 10 inutes Nombre de portions: 4

ngrédients:

- 4 filets de saumon (environ 150 g chacun)
- 500 g d'asperges, extrémités coupées
- 1 citron, tranché en rondelles
- 4 tasses (environ 1 litre) d'eau
- 1 bouquet garni (thym, persil, feuille de laurier)
- Sel et poivre noir moulu, au goût

Instructions:

1. Dans une grande casserole, portez l'eau à ébullition. Ajoutez le bouquet garni, du sel et du poivre selon votr goût.

2. Réduisez le feu pour maintenir une légère ébullition.

3. Délicatement, plongez les filets de saumon dan l'eau frémissante. Laissez-les pocher pendant environ 5- minutes, ou jusqu'à ce qu'ils soient cuits à votre goû Veillez à ne pas trop cuire le saumon pour qu'il reste tendr et juteux.

4. Pendant que le saumon poche, faites cuire les asperges la vapeur ou dans une autre casserole d'eau bouillante salé pendant environ 3-4 minutes, ou jusqu'à ce qu'elles soien tendres mais encore croquantes. Égouttez-les et réservez.

5. Une fois que le saumon est cuit, retirez les filet de la casserole à l'aide d'une écumoire et égouttez-le délicatement sur du papier absorbant.

6. Disposez les filets de saumon pochés sur un plat d service.

7. Disposez les asperges cuites autour du saumon poché.

8. Garnissez éventuellement le saumon et les asperges d rondelles de citron pour plus de saveur et de fraîcheur.

9. Servez le saumon poché aux asperges chaud, accompagné de riz cuit ou de pommes de terre au four pour un repas complet et équilibré.

10. Ajoutez éventuellement une sauce à base de beurre citronné ou de hollandaise légère pour accompagner le saumon et les asperges.

11. Dégustez ce délicieux plat de saumon poché aux asperges comme un repas léger et nutritif.

CHAPITRE SIX

Pâtes au Pesto aux Noix et aux Épinards

Temps de préparation: 15 minutes Temps de cuisson: 15 minutes Nombre de portions: 4

Ingrédients:

• 350 g de pâtes (de votre choix)

• 2 tasses (environ 60 g) de feuilles d'épinards frais

• 1/2 tasse (environ 60 g) de cerneaux de noix

• 2 gousses d'ail, émincées

• 1/4 tasse (environ 60 ml) d'huile d'olive extra vierge

• 1/4 tasse (environ 25 g) de parmesan râpé (ou de levure nutritionnelle pour une option végétalienne)

• Jus d'un demi-citron

• Sel et poivre noir moulu, au goût

• Eau de cuisson des pâtes (pour ajuster la consistance)

Instructions:

1. Dans une grande casserole, portez une grande quantité d'eau salée à ébullition. Ajoutez les pâtes et faites-les cuire selon les instructions sur l'emballage jusqu'à ce qu'elles soient al dente. Réservez une tasse d'eau de cuisson des pâtes, puis égouttez les pâtes.

2. Pendant que les pâtes cuisent, préparez le pesto. Dans

n robot culinaire, combinez les feuilles d'épinards, les cerneaux de noix, l'ail émincé, l'huile d'olive, le parmesan râpé (ou la levure nutritionnelle), le jus de citron, du sel et du poivre noir moulu. Mixez jusqu'à obtenir une texture isse et homogène. Si le pesto est trop épais, ajoutez un peu d'eau de cuisson des pâtes pour ajuster la consistance.

3. Dans une grande poêle, chauffez le pesto aux épinards et aux noix à feu doux pendant quelques minutes, juste pour réchauffer la sauce.

4. Ajoutez les pâtes cuites à la poêle avec le pesto. Mélangez délicatement pour enrober les pâtes de sauce.

5. Si nécessaire, ajoutez un peu plus d'eau de cuisson des pâtes pour obtenir une consistance de sauce plus crémeuse.

6. Une fois les pâtes bien enrobées de pesto et chaudes, retirez la poêle du feu.

7. Servez les pâtes au pesto aux noix et aux épinards chaudes dans des assiettes individuelles.

8. Garnissez éventuellement de quelques cerneaux de noix supplémentaires et de feuilles d'épinards pour une touche de fraîcheur.

9. Servez immédiatement ces délicieuses pâtes au pesto comme plat principal, accompagnées d'une salade verte ou de légumes grillés.

Brochettes de Halloumi Grillé et Légumes

Temps de préparation: 20 minutes Temps de marinade: 30 minutes Temps de cuisson: 10 minutes Nombre de portions: 4

Ingrédients:

• 250 g de halloumi, coupé en cubes

• 1 poivron rouge, coupé en morceaux

- 1 poivron jaune, coupé en morceaux
- 1 courgette, coupée en rondelles
- 1 oignon rouge, coupé en quartiers
- 8-10 tomates cerises
- 2 cuillères à soupe d'huile d'olive
- Jus d'un citron
- 2 gousses d'ail, émincées
- 1 cuillère à soupe de thym frais (ou 1 cuillère à café de thym séché)
- Sel et poivre noir moulu, au goût
- Brochettes en bois (trempées dans l'eau pendant au moins 30 minutes)

Instructions:

1. Dans un grand bol, mélangez l'huile d'olive, le jus de citron, l'ail émincé, le thym, du sel et du poivre noir moulu.

2. Ajoutez les cubes de halloumi dans le bol avec la marinade. Mélangez délicatement pour enrober le halloumi de marinade. Laissez mariner pendant au moins 30 minutes au réfrigérateur.

3. Pendant ce temps, préparez les légumes en les coupant en morceaux de taille similaire.

4. Préchauffez votre grill ou votre barbecue à feu moyen-élevé.

5. Enfilez les morceaux de halloumi mariné et les légumes coupés sur les brochettes en bois, en alternant les ingrédients selon votre préférence.

6. Placez les brochettes préparées sur le grill préchauffé. Faites cuire pendant environ 8-10 minutes, en retournant

s brochettes à mi-cuisson, jusqu'à ce que le halloumi soit
>ré et que les légumes soient tendres et légèrement grillés.

Une fois cuits, retirez les brochettes du grill et laissez-les
:poser quelques minutes avant de servir.

Servez les brochettes de halloumi grillé et légumes
naudes, accompagnées de couscous, de riz ou de pain pita,
désiré.

. Garnissez éventuellement de feuilles de menthe fraîche
u de persil haché avant de servir pour une touche de
aîcheur.

0. Profitez de ces délicieuses brochettes de halloumi et
:gumes comme plat principal pour un repas d'été léger et
avoureux.

udding de Graines de Chia avec Fruits Frais
emps de préparation: 5 minutes Temps de repos: Au
noins 2 heures (de préférence toute la nuit) Nombre de
ortions: 2

ngrédients:

1/4 tasse (environ 40 g) de graines de chia

1 tasse (environ 240 ml) de lait d'amande (ou tout autre
ait végétal de votre choix)

1 cuillère à soupe de sirop d'érable (ou de miel, si désiré)

1/2 cuillère à café d'extrait de vanille

Fruits frais pour la garniture (comme des fraises, des
leuets, des tranches de banane, des framboises, etc.)

nstructions:

. Dans un bol moyen, mélangez les graines de chia, le lait
'amande, le sirop d'érable et l'extrait de vanille. Remuez
ien pour combiner tous les ingrédients.

2. Couvrez le bol et placez-le au réfrigérateur. Laisse reposer pendant au moins 2 heures, idéalement toute nuit, pour permettre aux graines de chia de gonfler et former un pudding.

3. Une fois que le pudding de graines de chia a épaissi et pr une consistance de pudding, sortez-le du réfrigérateur.

4. Remuez le pudding pour vous assurer qu'il est bie mélangé et lisse. Si nécessaire, ajoutez un peu plus d lait d'amande pour ajuster la consistance selon votr préférence.

5. Répartissez le pudding de graines de chia dans des bo ou des verrines.

6. Garnissez le dessus du pudding avec des fruits fraí tranchés ou des baies de votre choix. Vous pouvez utilise des fraises, des bleuets, des bananes, des framboises, o tout autre fruit de saison.

7. Servez le pudding de graines de chia avec fruit frais immédiatement, en ajoutant éventuellement un file supplémentaire de sirop d'érable ou de miel pour plus d douceur.

8. Dégustez ce délicieux pudding de graines de chia ave fruits frais comme un petit-déjeuner sain et satisfaisant, o comme un dessert léger et nutritif.

Mélange de Fruits Secs et Graines

Temps de préparation: 5 minutes Nombre de portion Variable

Ingrédients:

• 1 tasse (environ 150 g) de noix de cajou

• 1 tasse (environ 150 g) d'amandes

• 1/2 tasse (environ 75 g) de noix du Brésil

1/2 tasse (environ 75 g) de noix de pécan

1/2 tasse (environ 75 g) de graines de citrouille

1/2 tasse (environ 75 g) de graines de tournesol

1/2 tasse (environ 75 g) de graines de chia

1/2 tasse (environ 75 g) de cranberries séchées

1/2 tasse (environ 75 g) de raisins secs

1/2 tasse (environ 75 g) de pépites de chocolat noir (facultatif)

Instructions:

1. Dans un grand bol, mélangez tous les ingrédients: les noix de cajou, les amandes, les noix du Brésil, les noix de pécan, les graines de citrouille, les graines de tournesol, les graines de chia, les cranberries séchées, les raisins secs et les pépites de chocolat noir, si vous les utilisez.

2. Assurez-vous que tous les ingrédients sont bien mélangés.

3. Transférez le mélange de fruits secs et graines dans un contenant hermétique pour le stockage.

4. Conservez le mélange dans un endroit frais et sec jusqu'à ce que vous soyez prêt à le déguster.

5. Servez ce mélange de fruits secs et graines comme une collation saine et énergisante entre les repas, ou emportez-le avec vous lors de vos activités en plein air comme une randonnée ou une excursion.

6. Vous pouvez également personnaliser ce mélange en ajoutant d'autres fruits secs ou graines de votre choix, selon vos préférences.

7. Profitez de ce délicieux mélange de fruits secs et graines

pour recharger vos batteries et vous donner un coup de boost d'énergie tout au long de la journée.

Toast à l'Avocat avec Tomate et Œuf Poché

Temps de préparation: 10 minutes Temps de cuisson: 5 minutes Nombre de portions: 2

Ingrédients:

- 2 avocats mûrs

- 4 tranches de pain complet ou de pain aux céréales

- 2 œufs

- 1 tomate, tranchée

- Jus d'un demi-citron

- Sel et poivre noir moulu, au goût

- Piment rouge broyé (facultatif, pour plus de piquant)

- 1 cuillère à soupe de vinaigre blanc (pour pocher les œufs)

Instructions:

1. Faites griller les tranches de pain dans un grille-pain ou sur une plaque chauffante jusqu'à ce qu'elles soient croustillantes et dorées.

2. Pendant ce temps, coupez les avocats en deux, retirez les noyaux et prélevez la chair. Écrasez la chair d'avocat dans un bol à l'aide d'une fourchette. Ajoutez le jus de citron, du sel et du poivre noir moulu selon votre goût. Mélangez bien pour obtenir une purée d'avocat lisse et assaisonnée.

3. Faites bouillir de l'eau dans une casserole. Ajoutez le vinaigre blanc dans l'eau bouillante. Réduisez le feu pour maintenir une légère ébullition.

4. Cassez un œuf dans une tasse ou un ramequin. Faites un tourbillon dans l'eau bouillante à l'aide d'une cuillère.

Déposez délicatement l'œuf dans le centre du tourbillon. Répétez le processus avec l'autre œuf.

5. Laissez pocher les œufs dans l'eau frémissante pendant environ 3-4 minutes, ou jusqu'à ce que les blancs soient fermes mais que les jaunes restent coulants. Utilisez une écumoire pour retirer délicatement les œufs de la casserole et égouttez-les sur du papier absorbant.

6. Étalez généreusement la purée d'avocat sur les tranches de pain grillé.

7. Disposez les tranches de tomate sur la purée d'avocat.

8. Placez délicatement un œuf poché sur chaque tranche de pain garnie d'avocat et de tomate.

9. Assaisonnez les œufs pochés avec du sel, du poivre noir moulu et du piment rouge broyé, si désiré.

10. Servez immédiatement les toasts à l'avocat avec tomate et œuf poché, accompagnés de feuilles de roquette ou d'épinards pour une touche de fraîcheur.

11. Dégustez ces délicieux toasts à l'avocat comme un petit-déjeuner nutritif et satisfaisant.

Salade de Saumon et Avocat avec Vinaigrette au Yaourt Grec

Temps de préparation: 15 minutes Nombre de portions: 2

Ingrédients:

Pour la salade:

- 2 filets de saumon cuits et émiettés

- 2 avocats mûrs, coupés en dés

- 2 tasses de laitue mélangée, lavée et égouttée

- 1/2 concombre anglais, coupé en dés

- 1/4 tasse de tomates cerises, coupées en deux
- 1/4 tasse d'oignon rouge, tranché finement
- 2 cuillères à soupe de graines de sésame (facultatif)
- Sel et poivre noir moulu, au goût

Pour la vinaigrette au yaourt grec:

- 1/2 tasse de yaourt grec nature
- 1 cuillère à soupe d'huile d'olive extra vierge
- Jus d'un demi-citron
- 1 cuillère à café de miel
- 1 cuillère à café de moutarde de Dijon
- 1 gousse d'ail, émincée
- Sel et poivre noir moulu, au goût

Instructions:

1. Dans un grand bol, préparez la salade en combinant la laitue mélangée, les dés d'avocat, les dés de concombre, les tomates cerises coupées en deux et les tranches d'oignon rouge.

2. Ajoutez les miettes de saumon sur le dessus de la salade. Assaisonnez avec du sel et du poivre noir moulu selon votre goût.

3. Dans un petit bol, préparez la vinaigrette au yaourt grec en mélangeant le yaourt grec nature, l'huile d'olive extra vierge, le jus de citron, le miel, la moutarde de Dijon, l'ail émincé, du sel et du poivre noir moulu. Fouettez bien jusqu'à ce que la vinaigrette soit lisse et homogène.

4. Versez la vinaigrette au yaourt grec sur la salade et mélangez délicatement pour enrober tous les ingrédients de la vinaigrette.

Parsemez la salade de graines de sésame, si désiré, pour un peu de croquant supplémentaire.

Servez la salade de saumon et avocat avec vinaigrette au yaourt grec immédiatement, en accompagnement de pain grillé ou de baguette croustillante pour un repas léger et délicieux.

Dégustez cette salade fraîche et nutritive comme un déjeuner ou un dîner équilibré.

Tenders de Poulet en Croûte d'Amandes

Temps de préparation: 15 minutes Temps de cuisson: 20 minutes Nombre de portions: 4

Ingrédients:

500 g de filets de poulet, coupés en lanières

1 tasse (environ 100 g) d'amandes effilées

1/2 tasse (environ 60 g) de chapelure de pain (de préférence complète)

1/2 cuillère à café de paprika

1/2 cuillère à café de poudre d'ail

1/2 cuillère à café de sel

1/4 cuillère à café de poivre noir moulu

2 œufs, battus

Huile d'olive (ou autre huile végétale), pour la cuisson

Instructions:

1. Préchauffez votre four à 200°C (400°F). Graissez légèrement une plaque de cuisson ou recouvrez-la de papier sulfurisé.

2. Dans un mixeur, mélangez les amandes effilées, la chapelure de pain, le paprika, la poudre d'ail, le sel et

le poivre noir moulu. Mixez jusqu'à obtenir une texture grossière. Transférez ce mélange dans une assiette creuse ou un plat peu profond.

3. Dans un bol séparé, battez les œufs.

4. Trempez chaque lanière de poulet dans les œufs battus en veillant à bien les enrober.

5. Ensuite, roulez chaque lanière de poulet dans le mélange d'amandes et de chapelure, en appuyant légèrement pour faire adhérer la croûte.

6. Placez les tenders de poulet en croûte d'amandes sur la plaque de cuisson préparée.

7. Vaporisez légèrement les tenders avec un peu d'huile d'olive (ou utilisez un pinceau pour les badigeonner).

8. Faites cuire au four préchauffé pendant environ 15-20 minutes, ou jusqu'à ce que les tenders de poulet soient dorés et bien cuits à l'intérieur. Retournez-les à mi-cuisson pour une cuisson uniforme.

9. Une fois cuits, retirez les tenders de poulet du four et laissez-les reposer quelques minutes avant de servir.

10. Servez les tenders de poulet en croûte d'amandes chauds avec votre sauce préférée pour tremper, comme une sauce au miel moutarde ou une sauce barbecue.

11. Accompagnez ces délicieux tenders de poulet d'une salade verte ou de légumes cuits pour un repas équilibré et délicieux.

Légumes Grillés Marinés à l'Huile d'Olive et aux Herbes
Temps de préparation: 15 minutes Temps de marinade: 30 minutes Temps de cuisson: 10-15 minutes Nombre de portions: 4

Ingrédients:

2 courgettes, coupées en rondelles épaisses

2 poivrons rouges, coupés en gros morceaux

1 aubergine, coupée en rondelles épaisses

1 oignon rouge, coupé en quartiers

1 tasse (environ 150 g) de tomates cerises

1/4 tasse (environ 60 ml) d'huile d'olive extra vierge

Jus d'un citron

2 gousses d'ail, émincées

2 cuillères à soupe de mélange d'herbes fraîches hachées (comme du thym, du romarin, du persil, etc.)

Sel et poivre noir moulu, au goût

Instructions:

1. Dans un grand bol, mélangez l'huile d'olive, le jus de citron, l'ail émincé, les herbes fraîches hachées, du sel et du poivre noir moulu pour préparer la marinade.

2. Ajoutez les légumes coupés dans le bol avec la marinade. Mélangez délicatement pour enrober tous les légumes de la marinade.

3. Laissez mariner les légumes pendant au moins 30 minutes au réfrigérateur. Vous pouvez également les laisser mariner pendant quelques heures pour une saveur encore plus prononcée.

4. Préchauffez votre grill à feu moyen-élevé.

5. Enfilez les morceaux de légumes marinés sur des brochettes en bois, en alternant les légumes selon votre préférence.

6. Placez les brochettes de légumes sur le grill préchauffé. Faites cuire pendant environ 10-15 minutes, en retournant

les brochettes à mi-cuisson, jusqu'à ce que les légumes soient tendres et légèrement grillés.

7. Une fois cuits, retirez les brochettes de légumes du gril et transférez-les dans un plat de service.

8. Servez les légumes grillés marinés chauds en accompagnement de viande grillée, de poisson ou de poulet, ou comme plat principal pour un repas végétarien.

9. Garnissez éventuellement les légumes grillés de quelques herbes fraîches supplémentaires avant de servir pour une touche de fraîcheur.

10. Profitez de ces délicieux légumes grillés marinés comme plat d'accompagnement savoureux et sain.

Sauté de Poulet aux Noix de Cajou

Temps de préparation: 15 minutes Temps de cuisson: 15 minutes Nombre de portions: 4

Ingrédients:

• 500 g de blancs de poulet, coupés en dés

• 1 tasse (environ 150 g) de noix de cajou

• 2 poivrons (rouge, vert ou jaune), coupés en lanières

• 1 oignon, émincé

• 2 gousses d'ail, émincées

• 1 morceau de gingembre frais (environ 1 pouce), râpé

• 1/4 tasse (environ 60 ml) de sauce soja

• 2 cuillères à soupe de sauce d'huître

• 1 cuillère à soupe de miel

• 1 cuillère à soupe d'huile de sésame

• 2 cuillères à soupe d'huile végétale (pour la cuisson)

Sel et poivre noir moulu, au goût

Ciboulette ou coriandre fraîche, hachée (pour garnir)

Riz cuit, pour servir

nstructions:

1. Dans un bol moyen, mélangez la sauce soja, la sauce l'huître, le miel et l'huile de sésame pour préparer la marinade.

2. Ajoutez les dés de poulet dans le bol avec la marinade. Mélangez bien pour enrober le poulet de la marinade. Laissez mariner pendant au moins 15 minutes.

3. Pendant ce temps, dans une grande poêle ou un wok, faites chauffer l'huile végétale à feu moyen-élevé.

4. Ajoutez les noix de cajou dans la poêle chaude et faites-les griller légèrement pendant quelques minutes, en remuant fréquemment. Retirez-les de la poêle et réservez.

5. Dans la même poêle, ajoutez les dés de poulet marinés. Faites cuire le poulet pendant environ 5-6 minutes, ou jusqu'à ce qu'il soit doré et bien cuit.

6. Ajoutez l'oignon émincé, l'ail émincé et le gingembre râpé dans la poêle avec le poulet. Faites sauter pendant quelques minutes jusqu'à ce que les légumes soient tendres et parfumés.

7. Ajoutez les lanières de poivron dans la poêle et faites sauter pendant quelques minutes de plus, jusqu'à ce qu'ils soient légèrement ramollis mais encore croquants.

8. Remettez les noix de cajou grillées dans la poêle avec les autres ingrédients. Remuez bien pour les incorporer.

9. Assaisonnez le sauté de poulet aux noix de cajou avec du sel et du poivre noir moulu selon votre goût.

10. Retirez la poêle du feu et transférez le sauté de poulet aux noix de cajou dans un plat de service.

11. Garnissez de ciboulette ou de coriandre fraîche hachée avant de servir.

12. Servez le sauté de poulet aux noix de cajou chaud avec du riz cuit comme plat principal pour un repas délicieux et équilibré.

Parfait au Yaourt Grec avec Baies et Amandes

Temps de préparation: 5 minutes Nombre de portions: 1

Ingrédients:

• 1 tasse (environ 240 g) de yaourt grec nature

• 1/2 tasse de baies mélangées (fraises, bleuets, framboises, mûres, etc.)

• 2 cuillères à soupe d'amandes effilées ou hachées

• 1 cuillère à soupe de miel (facultatif, pour sucrer)

Instructions:

1. Dans un verre ou un bol à dessert, versez une couche de yaourt grec nature.

2. Ajoutez une couche de baies mélangées sur le dessus du yaourt.

3. Saupoudrez d'amandes effilées ou hachées sur les baies.

4. Répétez les couches de yaourt, de baies et d'amandes jusqu'à ce que le verre ou le bol soit rempli.

5. Si désiré, arrosez le parfait avec du miel pour un peu de douceur supplémentaire.

6. Servez immédiatement et dégustez ce délicieux parfait au yaourt grec avec baies et amandes comme un petit-déjeuner sain et énergétique, ou comme un dessert

fraîchissant.

ONCLUSION

n conclusion, une alimentation équilibrée, axée sur les per-aliments et adoptant des habitudes alimentaires nscientes, joue un rôle crucial dans la récupération après n AVC. En suivant ces principes, les personnes touchées ar un AVC peuvent prendre le contrôle de leur santé et méliorer leur bien-être à long terme.

www.ingramcontent.com/pod-product-compliance
Lightning Source LLC
Chambersburg PA
CBHW051758250726

48659CB00001B/491